L'ONANISME.

DISSERTATION

SUR LES MALADIES

produites

PAR LA MASTURBATION;

par Tissot.

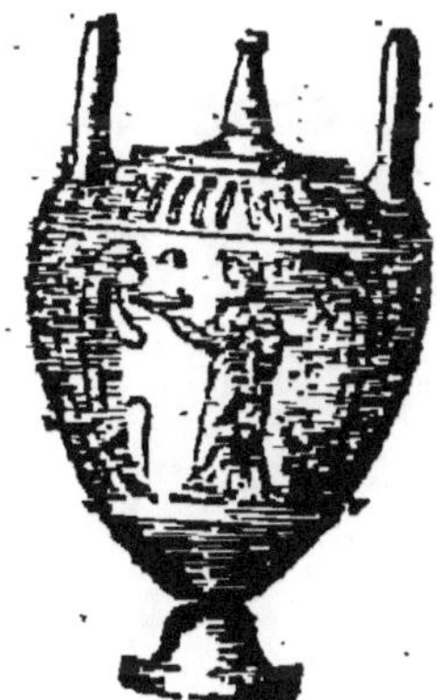

AVIGNON,

Chez OFFRAY AÎNÉ, Imprimeur-Libraire.

L'ONANISME.

L'ONANISME.

DISSERTATION

SUR LES MALADIES

produites

PAR LA MASTURBATION;

par Tissot,

Docteur et Professeur en médecine, Médecin de Sa Majesté Britannique, membre de la Société royale de Londres, de l'Académie de Bâle, etc.

AVIGNON,
Chez OFFRAY AÎNÉ, Imprimeur-Libraire.
1842.

INTRODUCTION.

—

Nos corps perdent continuellement, et si nous ne pouvions pas réparer nos pertes, nous tomberions bientôt dans une faiblesse mortelle. Cette réparation se fait par les alimens : mais ces alimens doivent subir dans nos corps différentes préparations que l'on comprend sous le nom de nutrition. Dès qu'elle ne se fait pas, ou qu'elle se fait mal, tous ces alimens deviennent inutiles, et n'empêchent pas qu'on ne tombe dans tous les maux que l'épuisement entraîne. De toutes les causes qui peuvent empêcher la nutrition, il n'y en a peut être point de plus communes que les évacuations trop abondantes.

Telle est la fabrique de nos machines, et en général des machines animales, que, pour que les alimens acquièrent ce dégré de préparation nécessaire pour réparer le corps, il faut qu'il reste une certaine quantité d'humeurs déjà travaillées, naturalisées, si l'on veut me permettre ce terme. Si cette condition manque, la digestion et la coction des alimens restent imparfaites, et d'autant plus imparfaites, que l'humeur qui manque est plus travaillée et d'une grande importance.

Une nourrice robuste, qu'on tuerait en lui tirant quelques livres de sang dans vingt-quatre heures, peut fournir la même quantité de lait à son enfant, quatre ou cinq cents jours de suite, sans en être sensiblement incommodée, parce que le lait est de toutes les humeurs la moins travaillée; c'est une humeur qui est presque encore étrangère, au lieu que le sang est une humeur essentielle. Il en est une autre, la liqueur séminale, qui influe si fort sur les forces du corps, et sur la perfection des digestions qui les réparent, que les médecins de tous les siècles ont cru unanimement que la perte d'une once de cette humeur affaiblissait plus que celle de quarante onces de sang. L'on peut se faire une idée de son importance, en observant les effets qu'elle opère, dès qu'elle commence à se former; la voix, la physionomie, les traits même du visage changent; la barbe paraît, tout le corps prend souvent un autre air, parce que les muscles acquièrent une grosseur et une fermeté qui forment une différence sensible entre le corps d'un adulte et celui d'un jeune homme qui n'a pas passé la puberté. L'on empêche tous ces développemens, en emportant l'organe qui sert à la séparation de la liqueur qui les produit; et des observations vraies prouvent que l'amputation des testicules, dans l'âge de virilité, a procuré la chûte de la barbe, et le retour d'une voix enfantine. Peut-on douter, après cela, de la force de son action sur tout le corps, et ne pas sentir par-là même combien de maux doit procurer la profusion d'une humeur si précieuse ? Sa destination détermine le seul moyen légitime de l'évacuer. Les maladies en procurent quelquefois l'écoulement. Elle peut se perdre involontairement dans des songes lascifs. L'auteur de la Genèse nous a laissé l'histoire du crime d'*Onan*, sans doute pour nous transmettre celle de son châtiment ; et nous apprenons par Galien, que Diogène se souilla en commettant le même crime.

Si les dangereuses suites de la perte trop abondante de cette humeur ne dépendaient que de la quantité, ou étaient les mêmes, à quantité égale, il importerait peu, relativement au physique, que cette évacuation se fit de l'une ou de l'autre des façons que je viens d'indiquer. Mais la forme fait ici autant que le fond, qu'on me permette encore cette expression : mon sujet autorise des licences de cette espèce. Une quantité trop considérable de semence perdue dans les voies de la nature, jette dans des maux très-fâcheux, mais qui le sont bien davantage quand la même quantité a été dissipée par des moyens contre nature. Les accidens que ceux qui s'épuisent dans un commerce naturel éprouvent, sont terribles : ceux que la masturbation entraine, le sont bien plus. Ce sont ces derniers qui sont proprement l'objet de cet ouvrage, mais la liaison intime qu'ils ont avec les premiers, empêche d'en séparer le tableau. C'est ce tableau commun qui formera mon premier article : il sera suivi de l'explication des causes, second article, dans lequel j'exposerai celles qui rendent les suites de la masturbation plus dangereuses : les moyens de guérison, et des remarques sur quelques maladies analogues, finiront l'ouvrage. Je joindrai partout les observations des meilleurs auteurs à celles que j'ai faites moi-même.

L'ONANISME.

DISSERTATION

SUR LES MALADIES PRODUITES PAR LA MASTURBATION.

ARTICLE PREMIER.

Les Symptômes.

SECTION PREMIÈRE.

Tableau tiré des ouvrages des Médecins.

HYPOCRATE, le plus ancien et le plus exact des observateurs, a déjà décrit les maux produits par l'abus des plaisirs de l'amour, sous le nom de *consomption dorsale*. Cette maladie naît, dit-il, de la moëlle de l'épine du dos. Elle attaque les jeunes mariés ou les libidineux. Ils n'ont pas de fièvre ; et, quoiqu'ils mangent bien, ils maigrissent et se consument. Ils croient sentir des fourmis descendre de la tête le long de l'épine. Toutes les fois qu'ils vont à la selle, ou qu'ils urinent, ils perdent abondamment une liqueur séminale très-liquide ; ils sont inhabiles à la génération, et ils sont souvent occupés de l'acte vénérien dans leurs songes Les promenades, surtout dans les routes pénibles,

les essoufflent, les affaiblissent, leur procurent des pesanteurs de tête et des bruits d'oreilles ; enfin une fièvre aiguë (*Libiria*) termine leurs jours ». Je parlerai dans un autre endroit de cette espèce de fièvre.

Quelques médecins ont attribué à la même cause, et ont appellé *seconde consomption dorsale d'hypocrate*, une maladie qu'il décrit ailleurs et qui a quelque rapport avec cette première. Mais la conservation des forces, qu'il spécifie particulièrement me paraît une preuve convaincante que cette maladie ne dépend point de la même cause que la première. Elle paraît plutôt être une affection rhumatismale.

« Ces plaisirs, dit Celse, dans son excellent livre sur la conservation de la santé, nuisent toujours aux personnes faibles; et leur fréquent usage affaiblit les forces.

L'on ne peut rien voir de plus effrayant que le tableau qu'Areté nous a laissé de maux produits par une trop abondante évacuation de semence. » Les jeunes gens, dit-il, prennent et l'air et les infirmités des vieillards ; ils deviennent pâles, efféminés, engourdis, paresseux, lâches, stupides, et même imbécilles ; leurs corps se courbent, leurs jambes ne peuvent plus les porter ; ils ont un dégout général ; ils sont inhabiles à tout; plusieurs tombent dans la paralysie. Dans un autre endroit, il met les plaisirs de l'amour dans le nombre de six causes qui produisent la paralysie.

Galien a vu la même cause occasionner des maladies du cerveau et des nerfs, et détruire les forces : et il rapporte ailleurs qu'un homme, qui n'était pas tout-à-fait guéri d'une violente maladie, mourut la même nuit qu'il paya le tribut conjugal à sa femme.

Pline le naturaliste nous apprend que Cornélius Gallus, ancien préteur, et Titus Etherius, chevalier romain, moururent dans l'acte même du coït.

« L'estomac se dérange, dit Actius; tout le corps s'affaiblit, l'on tombe dans la pâleur, la maigreur, le desséchement, les yeux se cavent.

Ces témoignages des anciens les plus respectables sont confirmés par ceux d'une foule de modernes. Sanctorius, qui a examiné avec le plus grand soin toutes les causes qui agissent sur nos corps, a observé que celui-ci affaiblissait l'estomac ruinait les digestions, empêchait l'insensible transpiration dont les dérangemens ont des suites si fâcheuses, produisait des chaleurs de foie et de reins, disposait au calcul, diminuait la chaleur naturelle, et entraînait ordinairement la perte ou l'affaiblissement de la vue.

Lomnius, dans ses beaux commentaires sur le passage de Celse, que j'ai cité, appuie le témoignage de son auteur par ses propres observations. « Les émissions fréquentes de semence relâchent, dessèchent, affaiblissent, énervent et produisent une foule de maux; des apoplexies, des léthargies, des épilepsies, des assoupissemens, des pertes de vue, des tremblemens, des paralysies, des spasmes, et toutes les espèces de gouttes les plus douloureuses».

L'on ne lit point sans horreur la description que nous a laissée Tulpius, ce célèbre bourgmestre et médecin d'Amsterdam. » Non seulement, dit-il, la moëlle de l'épine maigrit, mais tout le corps et l'esprit languissent également; l'homme périt misérablement. Samuel Vespertius fut attaqué d'une fluxion d'une humeur excessivement âcre, qui se jeta d'abord sur le derrière de la tête et la nuque ; elle passa de là sur l'épine, les lombes, les flancs, et l'articulation de la cuisse, et fit souffrir à ce malheureux des douleurs si vives qu'il devint tout-à-fait défiguré, et tomba dans une petite fièvre qui le consumait, mais pas assez vîte à son gré ; et son état était tel, qu'il invoqua plus d'une fois la mort, avant qu'elle vînt l'arracher à ses maux. »

Rien, dit un célèbre médecin de Louvain n'affaiblit autant, et n'abrège autant la vie.

Blancard a vu des gonorrhées simples, des consomptions, des hydropisies qui dépendaient de cette cause ; et Muys a vu un homme encore d'un bon âge attaqué d'une grangrène spontanée du pied, qu'il attribua à des excès vénériens.

Les *Mémoires des curieux de la nature* parlent d'une perte de vue : l'observation mérite d'être rapportée en entier. « L'on ignore, dit l'auteur, quelle sympathie les testicules ont avec tout le corps, mais surtout avec les yeux ». Salmuth a vu un savant hypocondriaque devenir fou, et un autre homme se dessècher si prodigieusement le cerveau, qu'on l'entendait vaciller dans le crâne, l'un et l'autre pour s'être livrés à des excès du même genre. J'ai vu moi-même un homme de cinquante-neuf ans, qui, trois semaines après avoir épousé une jeune femme, tomba tout-à-coup dans l'aveuglement, et mourut au bout de quatre mois.

« La trop grande dissipation des esprits animaux affaiblit l'estomac, ôte l'appétit ; et la nutrition n'ayant plus lieu, le mouvement du cœur s'affaiblit, toutes les parties languissent, l'on tombe même dans l'épilepsie. » Nous ignorons il est vrai, si les esprits animaux et la liqueur génitale sont la même chose, mais l'observation nous a appris, comme on le verra plus bas, que ces deux fluides ont une très-grande analogie, et que la perte de l'un ou de l'autre produit les mêmes maux. Hoffman a vu les plus fâcheux accidens suivre la dissipation de la semence. » Après de longues pollutions nocturnes, dit-il, non-seulement les forces se perdant, le corps maigrit, le visage pâlit, mais de plus la mémoire s'affaiblit, une sensation continuelle de froid saisit tous les membres ; la vue s'obscurcit, la voix devient rauque ; tout le corps se détruit peu-à-peu ; le sommeil troublé par des rêves inquiétans ne répare point, et l'on éprouve des douleurs semblables à celles qu'on ressent après qu'on a été meurtri par des coups.

Dans une consultation pour un jeune homme qui entr'autres maux, s'était attiré, par la masturbation, une faiblesse totale des yeux, il dit : » Qu'il a vu plusieurs exemples de gens qui, même dans l'âge fait, c'est-à-dire, quand le corps jouit de toutes ses forces, s'étaient attirés non-seulement des rougeurs et des douleurs extrêmement vives dans les yeux, mais encore une si grande faiblesse de vue, qu'ils ne pouvaient lire ni écrire quoi que ce soit. J'ai même vu, ajoute-t-il, deux gouttes sereines produites par cette cause. » L'on verra avec plaisir l'histoire même de la maladie qui donna lieu à cette consultation. » Un jeune homme s'étant livré à la masturbation à l'âge de quinze ans, et l'ayant exercée très-fréquemment jusqu'à vingt-trois, tomba, pendant cette période, dans une si grande faiblesse de tête et des yeux, que souvent ces derniers étaient saisis de violens spasmes dans le temps de l'émission de la semence. Dès qu'il voulait lire quelque chose, il éprouvait un étourdissement semblable à celui de l'ivresse ; la pupille se dilata extraordinairement ; il souffrait dans l'œil des douleurs excessives ; les paupières étaient très-pesantes, elles se collaient toutes les nuits, ses yeux étaient toujours baignés de larmes, et il s'amassait dans les deux coins, qui étaient très-douloureux, beaucoup d'une matière blanchâtre. Quoiqu'il mangeât avec plaisir, il était réduit à une extrême maigreur ; et, dès qu'il avait mangé, il tombait dans une espèce d'ivresse. » Le même auteur nous a conservé une autre observation, dont il avait été le témoin oculaire, et que je crois devoir placer ici. » Un jeune homme de dix-huit ans, qui s'était livré fréquemment à une servante, tomba tout-à-coup en faiblesse, avec un tremblement général de tous les membres, le visage rouge et le pouls très-faible. On le tira de cet état au bout d'une heure, mais il resta dans une langueur générale. Le même accès revenait très fréquemment avec une très-forte angoisse, et lui procura, au bout de huit jours, une contraction et une tumeur au bras droit, avec une douleur au coude qui redoublait toujours avec l'accès. Le mal alla pendant long-temps en augmentant, malgré beaucoup de remèdes ; enfin, Hoffman le guérit.

Boerhaave peint ces maladies avec cette force et cette précision qui caractérisent tous ses tableaux. » La trop grande perte de semence produit la lassitude, la débilité, l'immobilité, des convulsions, la maigreur, le desséchement, des douleurs dans les membranes du cerveau, émousse les sens, et sur tout la vue ; donne lieu à la consomption dorsale, à l'indolence, et à diverses maladies qui ont de la liaison avec celles-là ».

Les observations que ce grand homme communiquait à ses auditeurs ; en leur expliquant cet aphorisme, et qui portent sur les différens moyens d'évacuations, ne doivent pas être omises. » J'ai vu un malade dont la maladie commença par une lassitude et une faiblesse dans le corps, surtout vers les lombes : elle fut accompagnée du jeu des tendons, de spasmes périodiques et de la maigreur, de manière a détruire tout le corps ; il sentait aussi de la douleur dans les membranes même du cerveau, douleurs que les malades nomment *ardeur sèche*, qui brûle continuellement en dedans les parties les plus nobles.

« J'ai vu aussi un jeune homme attaqué de la consomption dorsale. Il était d'une fort jolie figure, et malgré qu'on l'eût souvent averti de ne point trop se livrer aux plaisirs, il s'y livra néanmoins, et il devint si difforme avant la mort, que cette grosseur charnue qui paraissait au-dessus des apophyses épineuses de lombes, s'était entièrement affaissée. Le cerveau même, dans ce cas, parait être consumé ; en effet, les malades deviennent stupides, ils deviennent si raides, que je n'ai point vu une aussi grande immobilité du corps produite par une autre cause. Les yeux même sont si hébêtés, qu'ils n'ont plus la faculté de voir. »

De Senac peignait dans la première édition de ses *Essais*, les dangers de la masturbation, et annonçait aux victimes de cette infamie toutes les infirmités de la vieillesse la plus languissante, à la fleur de leur âge. L'on peut voir dans les éditions suivantes, les raisons de la suppression de ce morceau, et de quelques autres.

Ludwig, en décrivant les maux qui surviennent aux évacuations trop abondantes, n'oublie pas la spermatique. » Les jeunes gens de l'un ou de l'autre sexe qui se livrent à la lasciveté, ruinent leur santé en dissipant des forces qui étaient destinées à amener leur corps à son point de plus grande vigueur; et enfin ils tombent dans la consomption ».

De Gotter donne un détail des accidens les plus tristes, dépendant de cette cause; mais il serait trop long de le copier : je renvoie à son ouvrage même tous ceux qui entendent la langue dont il s'est servi. (*De insensibil. pers. cap. ult.*)

Après avoir rapporté la description de la consomption dorsale d'Hypocrate, telle qu'on l'a lue plus haut, Van Svieten ajoute : « J'ai vu tous ces accidens, et plusieurs autres, dans les malheureux qui s'étaient livrés à de honteuses pollutions. J'ai employé inutilement, pendant trois ans, tous les secours de la médecine pour un jeune homme qui s'était attiré par cette infâme manœuvre, des douleurs vagues, étonnantes et générales, avec une sensation tantôt de chaleur, tantôt d'un froid très-incommode par tout le corps, mais surtout aux lombes. Dans la suite, ces douleurs, ayant un peu diminué, il sentait un si grand froid dans les jambes, quoiqu'au tact ces parties parussent conserver leur chaleur naturelle, qu'il se chauffait continuellement auprès du feu, même pendant les plus grandes chaleurs de l'été. J'admirai surtout, pendant tout ce temps un mouvement continuel de rotations des testicules dans le scrotum; et le malade éprouvait dans les lombes la sensation d'un mouvement semblable, qui lui était très à charge ». Ce détail nous laisse ignorer si ce malheureux termina sa vie au bout de trois ans, où s'il continua à languir pendant quelque temps, ce qui est bien plus fâcheux : il n'y a cependant pas une troisième issue.

Kloekof, dans un très-bon ouvrage sur les maladies de l'esprit qui dépendent du corps, confirme, par ses observations, celle qu'on vient de lire. « Une trop grande dissipation de semence affaiblit le ressort de toutes les parties solides ; de-là naissent la faiblesse, la paresse, l'inertie, les phthisies, les consomptions dorsales, l'engourdissement et la dépravation des sens, la stupidité, la folie, les évanouissemens, les convulsions ».

Hoffman avait déjà remarqué que les jeunes gens qui se livrent à l'infame pratique de la masturbation, perdaient peu-à-peu toutes les facultés de leur ame, surtout la mémoire, et devenaient tout-à-fait inhabiles à l'étude.

Levis décrit tous ces maux. Je ne transcrirai ici de son ouvrage, que ce qui a rapport à ceux de l'ame : « Tous les maux qui naissent des excès avec les femmes, suivent plus promptement encore, et dans un âge tendre, l'abominable pratique de la pollution de semence, qu'il serait difficile de peindre avec des couleurs aussi affreuses qu'elle le mérite : pratique à laquelle les jeunes-gens se livrent, sans connaître toute l'énormité du crime, et tous les maux qui en sont les suites physiques. L'ame se ressent de tous les maux du corps, mais surtout de ceux qui naissent de cette cause. La plus noire mélancolie, l'indifférence pour tous les plaisirs, (ne pourrait-on pas dire l'aversion ?) l'impossibilité de prendre part à ce qui fait le sujet de la conversation des compagnies dans lesquelles ils se trouvent sans y être ; le sentiment de leur propre misère, le désespoir d'en être les artisans volontaires, la nécessité de renoncer au bonheur du mariage, sont les idées bourrelantes qui contraignent ces malheureux à se séparer du monde, fort heureux si elles ne les portent pas à terminer eux-mêmes leur carrière ».

De nouvelles observations confirmeront plus bas la vérité de cet effrayant tableau. Celui qu'a fait Storcq, dans le bel ouvrage qu'il a publié sur l'histoire et le traitement des maladies, n'est pas moins terrible; mais je renvoie à l'ouvrage même, dont aucun médecin ne peut se passer, ceux qui voudront le voir (*Medicus annuus*, t. 2, p. 215.)

Avant que de passer aux observations qui m'ont été communiquées, je terminerai cette section par le beau morceau qui se trouve dans l'excellent ouvrage dont Gaubius a enrichi la médecine. Non seulement il peint les maux; mais il en indique les causes, avec cette force, cette vérité, cette sagacité et cette précision qui n'appartiennent qu'aux plus grands maîtres. C'est un morceau précieux dont on me saura gré de conserver le coloris, en le rapportant tel que l'auteur l'a écrit. *Immoderata seminis profusio, non solùm utilissimi humoris jacturâ, sed ipso etiam motu convulsivo, quo emittitur, frequentiùs repetito, imprimis lædit. Etenim summam voluptatem universalis excipit virium resolutio, quæ crebro ferri nequit, quin enervet. Collatoria autem corporis quo magis emulgentur, eo plus humorum aliunde ad se trahunt, succisque sic ad genitalia derivatis, reliquæ partes depauperantur. Indè ex nimiâ venere, lassitudo, debilitas, immobilitas, incessus de lumbis; encephali dolores, convulsiones sensuum omnium, maximè visus, habitudo, cæcitas, fatuitas, circulatio febrilis, exsiccatio, macies, tabes et pulmonica et dorsalis effeminatio. Augentur hœc mala atque insanabilia fiunt ob perpetuum in venerem pruritum, quem mens, non minùs quam corpus, tandem contrahit, quoque efficitur, ut et dormientes obscena phantasmata exerceant, et in tentiginem pronœ partes quavis occasione impetum concipiant onerique et stimulo fit quamlibet exigua reparati spermatis copia levissimo conatu, et vel fine hoc, de relexatis loculis relapsura. Quocirca liquet, quare adolescentia florem adeò pessundet iste excessus.*

SECTION II.

Observations communiquées.

Je ne suivrai d'autre ordre que celui des dates de réception. J'ai vu, me dit mon illustre ami Zimmermann, un homme de vingt-trois ans, qui devint épileptique, après s'être affaibli le corps par de fréquentes masturbations. Toutes les fois qu'il avait des pollutions nocturnes, il tombait dans un accès d'épilepsie parfait. La même chose lui arrivait après la masturbation, dont il ne s'abstenait point, malgré les accidens, et tout ce que l'on pouvait lui dire. Quand l'accès était passé, il éprouvait des douleurs très-fortes aux reins et autour du coccys. Cependant, ayant enfin cessé cette manœuvre pendant quelque temps, je le guéris des pollutions, et j'espérai même de le guérir de l'épilepsie, dont les accès avaient déjà disparu. Il avait repris les forces, l'appétit, le sommeil et une très-belle couleur, après avoir ressemblé à un cadavre. Mais étant revenu à ses masturbations, qui étaient toujours suivies d'une attaque, il eut enfin les accès dans les rues même, et on le trouva mort un matin dans sa chambre ; tombé hors de son lit, et baigné dans son sang. Qu'on me permette ici une question qui se présenta à moi, quand je lus cette observation : ceux qui se tuent d'un coup de pistolet, qui se noient volontairement, ou qui s'égorgent, sont-ils plus comptables de leur mort, sont-ils plus suicides que cet homme-ci ? Sans entrer dans le détail, mon ami ajoute qu'il en connaît un autre qui est dans le même cas : j'ai appris depuis qu'il avait fini de la même manière. J'ai connu, c'est encore Zimmermann qui parle, un homme d'un très-beau génie, et d'un savoir presqu'universel, à qui de fréquentes pollutions avaient fait perdre toute l'activité de son esprit, et dont le corps était exactement dans l'état de celui du malade qui consulta Boerhaave, et que je rapporterai ailleurs.

Je dois les deux faits suivans à Rast le fils, célèbre médecin de Lyon, avec qui j'ai eu le plaisir de passer quelques mois à Montpellier. Un jeune homme de Montpellier, étudiant en médecine, mourut par l'excès de ces sortes de débauches. L'idée de son crime avait tellement frappé son esprit, qu'il mourut dans une espèce de désespoir, croyant voir l'enfer ouvert à ses côtés, prêt à le recevoir. Un enfant de cette ville, âgé de six à sept ans, instruit, je crois, par une servante, se pollua si souvent, que la fièvre lente qui survint l'enleva bientôt. Sa fureur pour cet acte était si grande, qu'on ne put l'en empêcher jusqu'aux derniers jours de sa vie. Lorsqu'on lui représentait qu'il hâtait sa mort, il se consolait en disant qu'il irait plutôt trouver son père, mort depuis quelques mois.

Miege, célèbre médecin de Basle, connu dans le monde savant par d'excellentes dissertations, et à qui sa partie a l'obligation de l'inoculation, qu'il continue avec autant de succès que d'habileté, m'a communiqué une lettre du professeur Stehelin, nom cher aux lettres, dans laquelle j'ai trouvé quelques observations intéressantes et utiles. J'en reserve quelques unes pour la suite de cet ouvrage, où elles sont mieux placées : c'est ici le lieu des deux autres. Le fils de M.***, âgé de quatorze à quinze ans, est mort de convulsions, et d'une espèce d'épilepsie, dont l'origine renait uniquement de la masturbation ; il a été traité inutilement par les médecins les plus expérimentés de notre ville. Je connais aussi une jeune demoiselle de douze à treize ans, qui, par cette détestable manœuvre, s'est attirée une consomption, avec le ventre gros et tendu, une perte blanche, et une incontinence d'urine. Quoique les remèdes l'aient soulagée, elle languit toujours, et je crains des suites funestes.

SECTION III.

Tableau tiré de l'Onania.

Depuis la publication de cet ouvrage, j'ai appris par le canal le plus respectable, que l'on ne devait pas ajouter une entière créance aux faits de la collection anglaise, et que cette raison, quelques calomnies, des obscénités, et la supposition d'un privilége impérial, avaient fait prohiber la traduction allemande dans l'empire. Ces motifs m'auraient déterminé à supprimer tout ce que j'ai tiré de cet ouvrage, mais quelques considérations m'ont engagé à le conserver sous la modification de cet avis. La première est que quelques-unes de ces raisons ne regardent que l'édition allemande ; la seconde, que, quoiqu'il puisse s'y trouver quelques faits supposés, et que quelques-uns paraissent même porter ce caractère, il est cependant prouvé que le plus grand nombre n'est que trop vrai ! Enfin, une troisième considération qui m'a décidé, c'est ce que je trouve dans la même lettre de Stehelin : J'ai reçu, dit-il, une lettre de Hoffman de Maëstricht, dans laquelle il me marque avoir vu un masturbateur qui s'était déjà attiré une consomption dorsale, qu'il traita sans succès, et qui fut guéri par les remèdes de l'Onania, dont le docteur Bekkers à Londres, doit être l'auteur, et si bien guéri, qu'il est redevenu gros et gras et qu'il a quatre enfans.

L'Onania anglais est un vrai cahos, l'ouvrage le plus indigeste qui se soit écrit depuis long-temps. On ne peut lire que les observations : toutes les réflexions de l'auteur ne sont que des trivialités théologiques et morales. Je ne tirerai de tout cet ouvrage, qui est assez long, qu'un tableau des accidens les plus ordinaires dont les malades se plaignent : la vivacité, l'expression énergique de la douleur et du repentir qui se trouvent dans un petit nombre de lettres, et qui ne peuvent point se trouver dans l'extrait, ne doivent pas affaiblir l'impression d'horreur que leur lecture inspire ; parce que cette impression dépend des faits : et les lecteurs m'auront l'obligation de leur épargner la lecture d'un bien plus grand nombre d'autres lettres sans tour et sans style. Je rangerai sous six chefs les maux dont se plaignent les malades Anglais, en commençant par les plus fâcheux, ceux de l'ame.

1°. Toutes les facultés intellectuelles s'affaiblissent, la mémoire se perd, les idées s'obscurcissent, les malades tombent même quelquefois dans une légère démence ; ils ont sans cesse une espèce d'inquiétude intérieure, une une angoisse continuelle, un reproche de leur conscience si vif, qu'ils versent souvent des larmes. Ils sont sujets à des vertiges ; tous leurs sens, mais surtout la vue et l'ouïe s'affaiblissent ; leur sommeil, s'ils peuvent dormir, est troublé par des rêve fâcheux.

2°. Les forces manquent entièrement : l'accroissement de ceux qui se livrent à ces abominations avant qu'il soit fini, est considérablement dérangé. Les uns ne dorment point du tout, les autres sont dans un assoupissement presque continuel. Presque tous deviennent hypocondriaques ou histériques, et sont accablés de tous les accidens qui accompagnent ces fâcheuses maladies, tristesse, soupirs, larmes, palpitations, suffocations, défaillances. La toux, la fièvre lente, la consomption, sont les châtimens que d'autres trouvent dans leurs propres crimes.

3°. Les douleurs les plus vives sont un autre objet des plaintes des malades : l'un se plaint de la tête, l'autre de la poitrine, de l'estomac, des intestins, de douleurs de rhumatisme extérieures, quelquefois d'un engourdissement douloureux dans toutes les parties de leur corps, dès qu'on les comprime le plus légèrement.

4°. L'on voit non-seulement des boutons au visage, c'est un symptôme des plus communs, mais même de vraies pustules suppurantes sur le visage, dans le nez, sur la poitrine, sur les cuisses, des démangeaisons cruelles de ces mêmes parties. Un des malades se plaignait même d'excroissances charnues sur le front.

5°. Les organes de la génération éprouvent aussi leur part des misères dont ils sont la cause première. Plusieurs malades deviennent incapables d'érection ; chez d'autres, la liqueur séminale se répand au moment du plus léger prurit et de la plus faible érection, ou dans les efforts qu'ils font pour aller à la selle. Un grand nombre est attaqué d'une gonorrhée habituelle, qui abat entièrement les forces, et dont la matière ressemble souvent, ou à une sanie fétide, ou à une mucosité sale. D'autres sont tourmentés par des priapismes douloureux. Les disuries, les stranguries, les ardeurs d'urine, l'affaiblissement de son jet, font cruellement souffrir quelques malades. Il y en a qui ont des tumeurs très-douloureuses aux testicules, à la verge, à la vessie, au cordon spermatique. Enfin, ou l'impossibilité du coït, ou la dépravation de la liqueur génitale, rendent stériles presque tous ceux qui se sont livrés long-temps à ce crime.

6°. Les fonctions des intestins sont quelquefois totalement dérangées, et quelques malades se plaignent de constipations opiniâtres, d'autres d'hémorroïdes ou d'un écoulement de matières fétides par le fondement. Cette dernière observation me rappelle le jeune homme dont parle Hoffmann, qui après chaque masturbation, était attaqué de diarrhée, nouvelle cause de la perte de ses forces.

SECTION IV.

Observations de l'Auteur.

Le tableau qu'offre ma première observation est terrible; j'en fus effrayé moi-même la première fois que je vis l'infortuné qui en est le sujet. Je sentis alors, plus que je n'avais fait encore, la nécessité de montrer aux jeunes gens toutes les horreurs du précipice dans lequel ils se jettent volontairement.

L. D***, horloger, avait été sage, et avait joui d'une bonne santé, jusqu'à l'âge de dix-sept ans: à cette époque, il se livra à la masturbation, qu'il réitérait tous les jours, souvent jusqu'à trois fois, et l'éjaculation était toujours précédée et accompagnée d'une légère perte de connaissance, et d'un mouvement convulsif dans les muscles extenseurs de la tête, qui la retiraient fortement en arrière, pendant que le col se gonflait extraordinairement. Il ne s'était pas écoulé un an qu'il commença à sentir une grande faiblesse après chaque acte ; cet avis ne fut pas suffisant pour le retirer du bourbier : son ame, déjà toute livrée à ces infamies, n'était plus capable d'autres idées, et les réitérations de son crime devinrent tous les jours plus fréquentes, jusqu'à ce qu'il se trouva dans un état qui lui fit craindre la mort. Sage trop tard, le mal avait déjà fait tant de progrès, qu'il ne pouvait plus être guéri ; et les parties génitales étaient devenues si irritables et si faibles, qu'il n'était plus besoin d'un nouvel acte de la part de cet infortuné pour faire épancher la semence. L'irritation la plus légère procurait sur le champ une érection imparfaite, qui était immédiatement suivie d'une évacuation de cette liqueur, qui augmentait journellement sa faiblesse. Ce spasme, qu'il n'éprouvait auparavant que dans le temps de la consommation de l'acte, et qui cessait en même temps, était devenu habituel, et l'attaquait souvent sans aucune cause apparente, et d'une façon si violente, que pendant tout le temps de l'accès qui durait quelquefois quinze heures, et jamais moins de huit, il éprouvait, dans toute la partie postérieure du col, des douleurs si violentes, qu'il poussait ordinairement, non pas des cris, mais des hurlemens ; et il lui était impossible, pendant tout ce temps-là, d'avaler rien de liquide ou de solide. Sa voix était devenue enrouée, mais je n'ai pas remarqué qu'elle le fût davantage dans le temps de l'accès. Il perdit totalement ses forces ; obligé de renoncer à sa profession, incapable de tout, accablé de misère, il languit presque sans secours pendant quelques mois ; d'autant plus à plaindre, qu'un reste de mémore qui ne tarda pas à s'évanouir, ne servait qu'à lui rappeler sans cesse les causes de son malheur, et à l'augmenter de toute l'horreur des remords. J'appris son état, je me rendis chez lui, je trouvai moins un être vivant, qu'un cadavre gissant sur la paille, maigre, pâle, sale, répandant une odeur infecte, presqu'incapable d'aucun mouvement. Il perdait souvent par le nez un sang pâle et aqueux, une bave lui sortait continuellement de la bouche; attaqué de la diarrhée, il rendait ses excrémens dans son lit, sans s'en apercevoir; le flux de semence était continuel; ses yeux chassieux, troubles, éteints, n'avaient plus la faculté de se mouvoir; le pouls était extrêmement petit, vîte et fréquent; la respiration très-gênée, la maigreur excessive, excepté aux pieds qui commençaient à être œdémateux. Le désordre de l'esprit n'était pas moindre; sans idées, sans mémoire, incapable de lier deux phrases; sans réflexions, sans inquiétude sur son sort, sans autre sentiment que celui de la douleur qui revenait avec tous les accès au moins tous les trois jours. Etre bien au dessous de la brute, spectacle dont on ne peut pas concevoir l'horreur, l'on avait peine à reconnaître qu'il avait appartenu autrefois à l'espèce humaine. Je parvins assez promptement, à l'aide des remèdes mortifians, à détruire ces violens accès spasmodiques, qui ne le rappelaient si cruellement au sentiment que par les douleurs : content de l'avoir soulagé à cet égard, je discontinuai ces remèdes qui ne pouvaient pas améliorer son état. Il mourut au bout de quelques semaines, en juin 1757, œdémateux par tout le corps.

Tous ceux qui se livrent à cette odieuse et criminelle habitude, ne sont pas aussi cruellement punis ; mais il n'en est point qui ne s'en ressentent du plus au moins. La fréquence des actes, la variété des tempéramens, plusieurs circonstances étrangères occasionnent des différences considérables. Les maux que j'ai vus le plus souvent sont : 1°. Un dérangement total de l'estomac, qui s'annonce chez les uns par des pertes d'appétit ou par des appétits irréguliers ; chez les autres par des douleurs vives, surtout dans le temps de la digestion, par des vomissemens habituels, qui résistent à tous les remèdes, tant que l'on reste dans ces mauvaises habitudes : 2°. Un affaiblissement des organes de la respiration, d'où résultent souvent des toux sèches, presque toujours des enrouemens, des faiblesses de voix, des essoufflemens dès qu'on se donne un mouvement un peu violent : 3°. Un relâchement total du genre nerveux.

Il n'est pas nécessaire de connaître beaucoup l'économie animale, pour sentir que ces trois causes peuvent produire toutes les maladies de langueur ; et l'expérience prouve qu'elles les produisent tous les jours. Les premiers accidens qui en résultent, dans les masturbateurs, sont, outre ceux que je viens d'indiquer, une diminution considérable dans les forces, une pâleur plus ou moins considérable, quelquefois une légère jaunisse, mais continuelle ; souvent des boutons, qui ne passent que pour faire place à d'autres, et se produire continuellement par tout le visage, mais surtout au front, aux tempes et près du nez ; une maigreur considérable, une sensibilité étonnante aux changemens des saisons, surtout au froid, une langueur dans les yeux, un affaiblissement de la vue, une diminution considérable de toutes les facultés, surtout de la mémoire. « Je sens bien , m'écrivait un patient , que cette mauvaise manœuvre m'a diminué la force des facultés , et surtout la mémoire. » Qu'il me soit permis d'insérer ici les fragmens de quelques lettres , qui , réunis , formeront un tableau assez complet des désordres physiques que produit la masturbation , et dont la langue dans laquelle j'écrivais m'empêcha de faire usage dans la première édition de cet ouvrage. » J'eus le malheur, comme bien d'autres jeunes gens (c'est dans l'âge mûr qu'il m'écrit), de me laisser aller à une habitude aussi pernicieuse pour le corps que pour l'ame ; l'âge , aidé de la raison , a corrigé depuis quelque temps ce misérable penchant : mais le mal est fait. A l'affection et sensibilité extraordinaire du genre nerveux , et aux accidens qu'elle occasionne , se joignent une faiblesse , un mal-aise , un ennui , une détresse , qui semblent m'assiéger comme à l'envi ; je suis miné par une perte de semence presque continuelle , mon visage devient presque cadavéreux , tant il est pâle et plombé. La faiblesse de mon corps rend tous mes mouvemens difficiles ; celle de mes jambes est souvent telle , que j'ai beaucoup de peine à me tenir debout , et que je n'ose pas me hasarder à sortir de ma chambre. Les digestions se font si mal , que la nourriture se présente aussi en nature , trois ou quatre heures après l'avoir prise , que si je ne venais que de la mettre dans mon estomac Ma poitrine se remplit de phlegmes , dont la présence me jette dans un état d'angoisse , et l'expectoration , dans un état d'épuisement. Voilà un tableau raccourci de mes misères , qui sont encore augmentées par la triste certitude que j'ai acquise , que le jour qui suit sera encore plus fâcheux que le précédent ; en un mot, je ne crois pas que jamais créature humaine ait été affligée de tant de maux que je le suis. Sans un secours particulier de la providence, j'aurais bien de la peine à supporter un fardeau si pesant. »

Je lus en frémissant, dans la lettre d'un autre malade, ces mots terribles, qui me rappelèrent ceux de l'ONANIA : « Si la religion ne me retenait pas, j'aurais déjà terminé une vie d'autant plus cruelle, qu'elle l'est par ma propre faute. » Il n'est point au monde, en effet, d'état pire que celui de l'angoisse : la douleur n'est rien en comparaison ; et quand elle se joint à une foule d'autres maux, il n'est point étonnant qu'un malade désire la mort comme son plus grand bien, et regarde la vie comme un malheur réel, si l'on peut appeler vie un état aussi triste.

Vivere quùm nequeam, sit mihi posse mori ;
Dulce mori miseris, sed mors optata recidit. *M.*

La description suivante est plus courte et moins terrible. « J'ai eu le malheur dès ma tendre jeunesse, je crois entre huit et dix ans, de contracter cette pernicieuse habitude, qui, de bonne heure, a ruiné mon tempérament ; mais surtout, depuis quelques années je suis dans un accablement extraordinaire ; j'ai les nerfs extrêmement faibles ; mes mains sont sans force, toujours tremblantes, et dans une sueur continuelle ; j'ai de violens maux d'estomac, des douleurs dans les bras, dans les jambes, quelquefois aux reins et à la poitrine, souvent de la toux ; mes yeux sont toujours faibles et cassés ; mon appétit est dévorant, et cependant je maigris beaucoup, et j'ai tous les jours plus mauvais visage. » L'on verra, dans la section du traitement le succès des remèdes dans ce cas. Je ne détaillerai pas la cure du premier, à cause de sa longueur. « La nature, écrivait un troisième, m'ouvrit les yeux sur la cause de la langueur dans laquelle je me trouvais, et sur le danger de l'abîme où je me précipitais, soit par des boutons ou vessies qui survenaient à la partie qui servait d'instrument à mon crime, soit aussi par la faiblesse, que j'éprouvais au milieu du crime même, et qui ne me permettait pas de douter quelle était sa cause. »

Je pourrais ajouter ici un grand nombre de relations de maladies pour lesquelles j'ai été consulté depuis la seconde édition de cet ouvrage; mais ce seraient des répétitions inutiles, et je me borne à deux ou trois des plus récentes.

Un homme qui est dans la fleur de son âge, m'écrivait, il y a peu de jours : « J'ai contracté fort jeune une affreuse coutume, qui a ruiné ma santé; je suis accablé d'embarras et de tournoiemens de tête, qui m'ont fait craindre d'apoplexie, et pour lesquels on m'a saigné; mais on s'aperçut d'abord que l'on avait eu tort. J'ai la poitrine serrée, et par conséquent la respiration gênée; j'ai fréquemment des douleurs d'estomac, et je souffre successivement presque partout le corps; je suis tout le jour assoupi et inquiet : pendant la nuit, mon sommeil est troublé et agité, et il ne me répare point; j'ai souvent des démangeaisons, je suis pâle, j'ai les yeux affaiblis et douloureux, le teint jaune, la bouche mauvaise, etc.

« Je ne puis faire, m'écrivait un second, deux cents pas sans me reposer; ma faiblesse est extrême : j'ai des douleurs continuelles par tout le corps ; mais surtout dans les épaules ; je souffre beaucoup des maux de poitrine ; j'ai conservé de l'appétit, mais c'est un malheur, puisque j'ai des douleurs d'estomac dès que j'ai mangé, et que je rends tout ce que je mange : si je lis une page ou deux, mes yeux se remplissent de larmes, et me font souffrir ; j'ai souvent des soupirs très-involontaires. *Filo xylino flaccidius veretrum, omnisque erectionis impotens, semen quidem manu sollicitatum, effluere finit, nequaquam verò ejaculat ; adeo cæterum imminutum et retractum, ut oculi de sexu vix judicare possint.* » L'on trouvera les détails et les succès du traitement dans la suite de cet ouvrage ; je les donnerai, parce que c'est le plus affaibli et le plus docile des malades que j'ai vus.

Un troisième, qui s'était livré à cette horrible manœuvre, dès l'âge de douze ans, paraissait plus attaqué dans les facultés intellectuelles que dans la santé corporelle. « Je sens ma chaleur diminuer sensiblement ; le sentiment est considérablement émoussé chez moi, le feu de l'imagination extrêmement ralenti, le sentiment de l'existence infiniment moins vif ; tout ce qui se passe à présent me paraît presque un songe ; j'ai plus de peine à concevoir, et moins de présence d'esprit ; en un mot, je me sens dépérir, quoique je conserve du sommeil, de l'appétit, et assez bon visage. »

Une suite qui n'est pas rare, c'est l'hypocondrialgie ; et si les hypocondriaques se livrent à cette pratique, elle empire tous les accidens du mal, et le rend totalement incurable. J'ai vu les inquiétudes, les agitations, les anxiétés les plus cruelles, être l'effet de ces deux causes réunies ; et des observations réitérées m'ont prouvé que, dans les hypocondriaques, qui sont sujets à avoir quelquefois des attaques de délire ou de manie, la masturbation hâte toujours les accès. Le cerveau affaibli par cette double cause, perd successivement toutes ses facultés, et les malades tombent enfin dans une imbécilité qui n'est suspendue que par quelques attaques de frénésie. *Les Mémoires des curieux de la nature* parlent d'un homme mélancolique, qui, suivant le conseil d'Horace, cherchait quelquefois à dissiper sa tristesse par le vin, et qui, s'étant trop livré à un autre genre de plaisirs dans les premiers jours de son second mariage, tomba dans une manie si terrible, qu'il fallut l'enchaîner.

Jakin nous a conservé, dans ses commentaires sur Rhazes, l'histoire d'un mélancolique, que des excès dans le même genre jetèrent dans une consomption accompagnée de manie, qui le tuèrent en peu de jours.

L'on sait que les paroxysmes épileptiques, accompagnés d'une effusion de liqueur séminale, laissent plus d'épuisement encore, et surtout plus d'etourdissement que les autres. Le coït excite les accès de ce mal dans ceux qui y sont sujets, et c'est à cette cause que Van Swieten attribue le grand accablement dans lequel les malades tombent, si les accès sont fréquens. Didier avait connu un marchand de Montpellier, qui ne sacrifiait jamais à Vénus sans avoir, aussitôt après, une attaque d'épilepsie.

Galien rapporte une observation semblable, et Henri Van Heers témoigne la même chose. J'ai eu occasion de m'en convaincre moi-même. Van Swieten a connu un épileptique qui fut attaqué de l'accès la nuit de ses noces. Hoffman connaissait une femme très-lubrique, qui avait le plus souvent un accès d'épilepsie après chaque acte vénérien. L'on peut placer ici ce que dit Boerhaave, dans son *Traité des maladies des nerfs*, que, dans l'ardeur vénérienne, tous les nerfs sont affectés, quelquefois jusqu'à la mort. Il rapporte l'exemple d'une femme qui tombait à chaque coït, dans une syncope assez longue, et celui d'un homme qui mourut dans le coït; la force du spasme l'avait jeté sur-le-champ dans une paralysie totale; et je trouve, dans l'excellent ouvrage dont Sauvages vient d'enrichir la médecine, l'observation très-singulière, et peut-être unique, d'un homme qui, au milieu de l'acte, était attaqué (et le mal a duré douze ans) d'un spasme qui lui raidissait tout le corps, avec perte de sentiment et de connaissance. *Ita ut illum præ oneris impotentiâ, in alteram lecti partem excutere cogeretur uxor, et evacuatio spermatis lenta flaccidoque veretro demùm succedebat, remittente corporis rigiditate.* Je connais plusieurs faits analogues; de Haller en a indiqué un grand nombre dans ses remarques sur les *Instituts* de Boerhaave, et l'on en trouve plusieurs autres chez les observateurs.

L'on a vu plus haut que la masturbation procurait l'épilepsie, et cela arrive plus souvent peut-être qu'on ne le croit : est-il étonnant que ces actes rappellent les accès, comme je l'ai vu plus d'une fois, dans ceux qui y sont déjà sujets ? est-il étonnant qu'elle rende cette maladie incurable !

Cette rigidité totale de tout le corps, dont parle Boerhaave, est un des symptômes les plus rares; je ne l'avais vu qu'une fois, quand on imprima la dernière édition de cet ouvrage, mais dans le degré le plus complet. Le mal avait commencé par une raideur du col et de l'épine ; il gagna successivement tous les membres, et je vis cet infortuné jeune homme, quelque temps avant sa mort, ne pouvant avoir d'autre situation que d'être couché à la renverse dans un lit, sans pouvoir remuer ni les pieds, ni les mains, incapable de tout autre mouvement, et réduit à ne prendre d'alimens que ceux qu'on lui mettait dans la bouche; il vécut quelques semaines dans ce triste état, et mourut, ou plutôt s'éteignit, presque sans souffrance.

J'ai vu depuis un autre exemple terrible de cette rigidité totale et mortelle, qui mérite bien d'être rapportée. Je fus demandé, le 10 février 1760, pour voir à la campagne un homme de quarante ans qui avait été très-fort et très-robuste, mais qui avait fait beaucoup d'excès en femme et en vin, et qui s'était souvent exercé à ce qu'on appelle des tours de force. Son mal avait commencé, il y avait plusieurs mois, par une faiblesse dans les jambes, qui le faisait chanceler en marchant, comme s'il avait trop bu ; il tombait quelquefois, même en se promenant dans la plaine ; il ne pouvait descendre les degrés qu'avec beaucoup de peine, et il n'osait presque plus sortir de son appartement. Ses mains tremblaient beaucoup. Il ne pouvait écrire quelques mots qu'avec beaucoup de difficulté, et il écrivait fort mal ; mais il dictait aisément, quoique sa langue, qui n'avait jamais eu une grande volubilité, commençât à en avoir un peu moins. Sa mémoire le servait bien, et la seule chose qui pût faire soupçonner quelque lésion dans les facultés, c'est qu'il était moins attentif au jeu de dames, et que sa physionomie était assez changée ; il avait de l'appétit, et il dormait ; mais il avait un peu de peine à se tourner dans le lit.

Il me parut que les excès en femme et en vin étaient la cause première du mal, et je pensais que les tours de force qu'il avait souvent faits, pouvaient être la cause de ce que les muscles étaient plus particulièrement attaqués. La saison était peu favorable aux remèdes ; mais il fallait cependant chercher à arrêter les progrès du mal; je lui conseillai des frictions sur tout le corps avec de la flanelle, et quelques fortifians ; je me proposais d'en augmenter les doses, et de leur joindre l'usage du bain froid dans le commencement de l'été. Au bout de quelques semaines le tremblement des mains paraissait un peu diminué. Il y eut une consultation au mois d'avril : on attribua le mal à ce que le malade avait écrit pendant quelques mois, il y avait deux ans, dans une chambre nouvellement récrépie : on employa des bains tièdes, frictions graisseuses, des poudres qu'on dit être diaphorétiques et antispasmodiques ; il ne survint aucun changement. Au mois de juin, une seconde consultation décida qu'il irait prendre les eaux de Leuk en Valais : au retour il avait plus de tremblement et plus de raideur. Depuis lors (septembre 1760, jusqu'au mois de janvier 1764) je ne l'ai revu que trois ou quatre fois. En 1762, sur la foi de je ne sais quelle annonce, il fit venir de Francfort les remèdes de l'Onania, qui n'opérèrent rien. Il en prit, l'annee dernière, d'un médecin étranger avec aussi peu de succès. Le mal a fait dès le commencement des progrès lents, mais journaliers ; et plusieurs mois avant sa mort, il ne pouvait plus se tenir sur ses jambes : il ne pouvait plus remuer seul ni les bras ni les mains:

l'embarras de la langue augmenta, et il perdit tellement la voix, qu'on ne pouvait l'entendre qu'avec beaucoup de peine; les muscles extenseurs de la tête la laissaient continuellement tomber sur la poitrine; il avait toujours de l'inquiétude dans les reins; le sommeil et l'appétit diminuèrent successivement : les derniers mois de sa vie, il avait beaucoup de peine à avaler; depuis Noël il survint de l'oppression, avec une fièvre irrégulière, les yeux s'éteignirent singulièrement : il passait, quand je le vis, au mois de janvier, tout le jour et une grande partie de la nuit, sur un fauteuil, penché en arrière, les jambes étendues sur une chaise, la tête tombant à chaque instant sur la poitrine, ayant toujours une personne debout auprès de lui, sans cesse occupée à le changer d'attitude, à lui relever la tête, à l'alimenter, à lui donner du tabac, à le moucher, et à écouter attentivement tout ce qu'il disait. Les derniers jours de sa vie il était réduit à prononcer lettre par lettre et on les écrivait à mesure qu'il les prononçait. Voyant que je ne lui donnais aucune espérance, et que je n'employais que quelques lénitifs pour l'oppression et la fièvre, pressé par le désir de vivre, il fit à un de ses amis, pour venir me la faire de suite, la confidence de la cause à laquelle il attribuait tous ses maux, en lui avouant que c'était la masturbation : qu'il avait commencé cette infamie il y avait plusieurs années; qu'il l'avait continuée aussi long-temps qu'il avait pu, et qu'il avait senti croître ses maux à mesure qu'il s'y livrait. Il me confirma cet aveu quelques jours après, et c'est ce qui l'avait déjà déterminé à employer les remèdes de l'Onania.

L'excès dans les plaisirs de l'amour ne produit pas seulement des maladies de langueur ; il jette quelquefois dans des maladies aiguës et toujours il dérange celles qui dépendent d'une autre cause ; il produit très-aisément la malignité, qui n'est selon moi, que le défaut de forces dans la nature. Hypocrate nous a déjà laissé, dans ses histoires des maladies épidémiques, l'observation d'un jeune homme qui, après des excès vénériens et vineux, fut attaqué d'une fièvre accompagnée des symptômes les plus fâcheux, les plus irréguliers, et enfin mortelle.

Tout ce que Hoffman dit sur cette matière mérite d'être rapporté. Après avoir parlé du danger des plaisirs de l'amour pour les blessés, il examine celui que courent les personnes qui ont la fièvre en s'y livrant, et il commence par citer une observation de Fabrice de Hilden, qui dit qu'un homme ayant eu commerce avec une femme le dixième jour d'une pleurésie qui avait été terminée le septième par des sueurs abondantes, fut attaqué par une forte fièvre et un tremblement considérable, et mourut le treizième jour. Il donne ensuite l'histoire d'un homme de cinquante ans, goutteux, et livré aux femmes et au vin, qui, dans les premiers jours de la convalescence d'une fausse pleurésie, fut attaqué, immédiatement après le coït, d'un tremblement général, avec une rougeur excessive au visage, la fièvre, et tous les symptômes de la maladie dont il relevait, mais beaucoup plus violemment que la première fois, et il fut dans un bien plus grand danger. Il parle d'un homme qui ne se livrait jamais à des excès vénériens sans avoir une fièvre d'accès pendant plusieurs jours. Il finit par une observation de Bartholin, qui vit un nouveau marié attaqué le lendemain de ses noces, après des excès conjugaux, d'une fièvre aiguë, avec un grand abattement, des défaillances, des soulévemens d'estomac, une soif immodérée, des rêveries, l'insomnie, beaucoup d'inquiétudes : il guérit par le repos et quelques fortifians.

N. Chesneau vit deux jeunes mariés attaqués, la première semaine de leurs noces, d'une violente fièvre continue, avec une rougeur et un gonflement considérable du visage : l'un des deux avait une violente douleur au croupion, ils périrent l'un et l'autre au bout de peu de jours.

Vandermonde décrit une fièvre produite par la même cause, qui fut aussi très-longue, et accompagnée des accidens les plus effrayans, mais dont l'issue fut plus heureuse que dans le malade d'Hypocrate. Je ne rapporterai pas ici la description qu'il en donne, parce qu'elle est un peu longue ; mais je conseille aux médecins de la lire dans l'ouvrage même, qui, aujourd'hui se trouve partout. Je parlerai plus bas du traitement. De Sauvages peint cette maladie sous le nom de *fièvre ardente des épuisés* ; le pouls est tantôt fort et plein, tantôt faible et petit ; les urines sont rouges, la peau sèche et chaude, la soif considérable ; ils ont des nausées, et ne peuvent point dormir.

J'ai vu, en 1761 et 1762, deux jeunes hommes très-sains, très-forts, très vigoureux, qui furent attaqués, l'un le lendemain, l'autre la seconde nuit de leurs noces, sans aucun frisson, d'une fièvre très-forte, avec le pouls vîte et dur, des rêveries, beaucoup de légers mouvemens convulsifs, une inquiétude insoutenable, et la peau très-sèche; le second avait beaucoup d'altération et beaucoup de peine à uriner.

Je pensai d'abord que l'excès du vin pouvait aussi avoir quelque part à ces accidens ; mais je fus pleinement dissuadé, au moins pour le second. Ils furent guéris l'un et l'autre au bout de deux jours, circonstance qui, jointe à l'époque de la maladie et à ses caractères, ne laisse aucun doute sur sa cause.

De tristes observations m'ont appris que les maladies aiguës dans les masturbations, étaient très-dangereuses ; leur marche est ordinairement irrégulière, leurs symptômes bizarres, leurs périodes dérangées ; l'on ne trouve point de ressources dans le tempérament, l'art est obligé de tout faire ; et comme il ne procure jamais de crises parfaites, quand après beaucoup de peine, la maladie est surmontée, le malade reste dans un état de langueur plutôt que de convalescence qui exige une continuation de soins les plus assidus, pour empêcher qu'il ne tombe dans quelque maladie chronique ; et je vois que Fonseca avait déjà averti de ce danger. Plusieurs jeunes gens, dit-il, même très-robustes, sont attaqués, après des excès avec des femmes dans une même nuit, ou d'une fièvre aiguë qui les tue, ou ils tombent dans des maladies fâcheuses, dont ils ont beaucoup de peine à se guérir ; car quand le corps est affaibli par des excès vénériens, s'il est attaqué par quelque maladie aiguë, il n'y a point de remèdes.

Un jeune garçon, qui n'avait pas encore seize ans s'était livré à la masturbation avec tant de fureur, qu'enfin, au lieu de sperme, il n'avait amené que du sang, dont la sortie fut bientôt suivie de douleurs excessives, et d'une inflammation de tous les organes de la génération. Me trouvant par hasard à la campagne, on me consulta ; j'ordonnai les cataplasmes extrêmement émolliens, qui produisirent l'effet que j'en attendais ; mais j'ai appris depuis qu'il était mort peu de temps après de la petite vérole, et je ne doute point que les atteintes qu'il avait portées à son tempérament, par ses infâmes fureurs, n'aient beaucoup contribué à rendre cette maladie mortelle. Quel avis aux jeunes gens !

Tous ceux qui ont souvent occasion de traiter le mal vénérien, savent que, dans les sujets usés par la fréquence des débauches, il devient fréquemment mortel. J'ai vu les plus affreux spectacles en ce genre.

SECTION V.

Suite de la masturbation chez les femmes.

Les observations précédentes paraissent toutes, si l'on en excepte celle de Sthelin, regarder principalement les hommes : ce serait traiter incomplètement cette matière, que de ne pas avertir le sexe, qu'en courant la même carrière de mauvaises œuvres, il s'expose aux mêmes dangers ; que plus d'une fois il s'est attiré tous les maux que je viens de décrire, et que tous les jours les femmes livrées à cette luxure périssent misérablement ses victimes. L'Onania anglais est rempli d'aveux qu'on ne lit point sans être saisi d'horreur et de compassion ; le mal paraît même avoir plus d'activité dans le sexe, que chez les hommes. Outre tous les symptômes que j'ai déjà rapportés, les femmes sont plus particulièrement exposées à des accès d'hystérie ou de vapeurs affreuses, à des jaunisses incurables, à des crampes cruelles de l'estomac et du dos, à de vives douleurs de nez, à des pertes blanches, dont l'âcreté est une source continuelle de douleurs les plus cuisantes, à des chutes, à des ulcérations de matrice, et à toutes les infirmités que ces deux maux entraînent; à des prolongemens et à des dartres du clitoris, à des fureurs utérines, qui, leur enlevant à la fois la pudeur et la raison, les mettent au niveau de brutes les plus lascives, jusqu'à ce qu'une mort désespérée les arrache aux douleurs et à l'infamie.

Le visage, ce miroir de l'état de l'âme et du corps, est le premier à nous faire apercevoir des dérangemens intérieurs. L'embonpoint et le coloris, dont la réunion forme cet air de jeunesse, qui seul peut tenir lieu de beauté, et sans lequel la beauté ne produit plus d'autre impression que celle d'une admiration froide, l'embonpoint, dis-je, et le coloris disparaissent les premiers, la maigreur, le plombé du teint, la rudesse de la peau leur succèdent immédiatement; les yeux perdent leur éclat, se ternissent et peignent par leur langueur celle de toute la machine; les lèvres perdent leur vermillion, les dents leur blancheur, et enfin, il n'est pas rare que la figure reçoive un échec considérable par la déformation totale de la taille.

Le Rachitis, ce qu'on appelle communément la *nouûre*, n'est pas une maladie qui, comme l'a écrit le grand Boerhaave, n'attaque jamais depuis l'âge de trois ans. L'on voit communément des jeunes gens de l'un et de l'autre sexe, mais surtout parmi les femmes, qui, après avoir été bien faites jusqu'à 8, 10, 12, 14, même 16 ans, tombent peu à peu dans un dérangement de la taille par la courbure de l'épine; et le désordre devient quelquefois très-considérable. Ce n'est pas ici la place des détails de cette maladie, ni de l'énumération des causes qui la produisent. Hypocrate en a déjà indiqué deux. J'aurai peut-être occasion de communiquer, dans un autre ouvrage, ce que plusieurs observations m'ont appris là-dessus; mais ce que je dois dire ici, c'est que parmi ces causes, la masturbation occupe un des premiers rangs.

Hoffmann avait déjà dit que les jeunes gens qui se livrent aux plaisirs de l'amour, avant que d'avoir fait leur crue, maigrissaient et décroissaient au lieu de croître : et l'on sent qu'une cause qui peut empêcher l'accroissement, doit à plus forte raison en troubler l'ordre, et produire ces inégalités dans sa marche qui contribuent à la maladie dont je parle.

Un symptôme commun aux deux sexes, et que je place dans cet article, parce qu'il est plus fréquent chez les femmes, c'est l'indifférence que cette infamie laisse pour les plaisirs légitimes de l'hymen, lors même que les désirs et les forces ne sont pas éteints; indifférence qui non-seulement fait bien des célibataires, mais qui souvent poursuit jusque dans le lit nuptial. Une femme avoue, dans la collection du docteur Bekkers, que cette manœuvre a pris tant d'empire sur ses sens, qu'elle déteste les moyens légitimes d'amortir l'aiguillon de la chair. Je connais un homme qui, instruit de ces abominations par son précepteur, éprouva le même dégoût dans le commencement de son mariage; et l'angoisse de cette situation, jointe à l'épuisement dû à ses manœuvres, le jeta dans une profonde mélancolie, qui céda cependant à l'usage des remèdes nervins et fortifians.

Avant que d'aller plus loin, qu'on me permette d'inviter les pères et mères à réfléchir sur l'occasion du malheur de ce dernier malade, et il en est plus d'un dans le même cas. Si l'on peut être trompé à ce point dans le choix de ceux à qui l'on confie le soin important de former l'esprit et le cœur des jeunes gens, que ne doit-on pas craindre, et de ceux qui, n'étant destinés qu'à développer leurs talens corporels, sont examinés moins rigoureusement sur les mœurs, et des domestiques qu'on engage souvent, sans s'informer s'ils en ont ? Le jeune enfant dont j'ai parlé d'après Hast, fut instruit au mal, comme on l'a vu, par une servante : la collection anglaise est pleine d'exemples pareils, et je ne pourrais produire qu'un trop grand nombre de jeunes plantes, perdues par le jardinier auquel on avait confié le soin de leur tournure. Il est, dans cette espèce de culture, des jardiniers des deux sexes. Quels remèdes, me dira-t-on ! à ces maux ! La réponse sort de ma sphère ; je la ferai courte. Apporter la plus grande attention au choix d'un précepteur, et veiller sur lui et sur son élève avec cette vigilance qui, dans un père de famille attentif et éclairé, découvre ce qui se fait dans les endroits les plus obscurs de sa maison, de cette vigilance qui découvre le bois du cerf échappé à tous les autres yeux, et qui est toujours possible, quand on veut fortement l'avoir :

Docuit enim fabula dominum videre plurimùm in rebus suis. PHÆD.

Ne laisser jamais les jeunes gens seuls avec les maîtres suspects ; empêcher tout commerce avec les domestiques.

Il n'y a pas long-temps qu'une fille, agée de

dix-huit ans, qui avait joui d'une très bonne santé, tomba dans une faiblesse étonnante : ses forces diminuaient journellement, elle était tout le jour accablée par l'assoupissement, et la nuit par l'insomnie : elle n'avait plus d'appétit et une enflure œdémateuse s'était répandue par tout le corps. Elle consulta un habile chirurgien, qui, après s'être assuré qu'il n'y avait point de dérangement dans les règles, soupçonna la masturbation. L'effet que produisit sa première question, confirma la justesse de son soupçon, et l'aveu de la malade le changea en certitude ; il lui fit sentir le danger de cette manœuvre ; dont la cessation et quelques remèdes ont arrêté, en très-peu de jours, les progrès du mal, et produit même quelque amandement.

Outre la masturbation ou la souillure manuelle, il est une autre souillure qu'on pourrait appeler *clitoridienne*, dont l'origine connue remonte jusqu'à la seconde *Sapho*.

Lesbides, infamem quæ me fecistis, amatæ ;

et qui trop commune parmi les femmes de Rome, à l'époque où toutes les mœurs s'y perdirent, fut plus d'une fois l'objet des épigrammes et des satires de ce siècle :

Leonum ancillas posita Laufella corona
Provocat, et tollit pendentis præmia coxæ.
Ipsa Medullina frictum trissantis adorat.
Palmam inter dominas virtus natalibus æquat.

La nature, dans ses jeux, donne à quelques femmes une demi-ressemblance aux hommes, qui mal examinée, a fait croire, pendant bien des siècles, à la chimère des hermaphrodites. La taille surnaturelle d'une partie très-petite à l'ordinaire, et sur laquelle *Tronchin* a donné une savante dissertation, opère tout le miracle ;

et l'abus odieux de cette partie, tout le mal. Glorieuses, peut-être de cette espèce de ressemblance, il s'est trouvé de ces femmes imparfaites, qui se sont emparées des fonctions viriles. Le danger n'est cependant pas moindre que dans les autres moyens de souillures; les suites en sont également affreuses. Toutes ces routes mènent à l'épuisement, aux langueurs, aux douleurs, à la mort. Ce dernier genre mérite d'autant plus d'attention, qu'il est fréquent de nos jours et qu'il serait aisé de trouver plus d'une Laufella et d'une Medullina, qui, comme ces Romaines, estiment assez les dons de la nature pour croire qu'ils doivent faire disparaître les différences arbitraires de la naissance.

L'on a vu souvent des femmes aimer des filles avec autant d'empressement que les hommes les plus passionnés, et concevoir même la jalousie la plus vive contre ceux qui paraissaient avoir de l'affection pour elles.

Il est temps de finir de si tristes détails; je me lasse de peindre les turpitudes et les misères de l'humanité. Je n'accumulerai pas ici un plus grand nombre de faits; ceux qui me restent trouveront naturellement leur place ailleurs, et je passe à l'examen des causes, après cette observation générale; c'est que les jeunes gens nés avec une constitution faible, ont, à parité de crimes, bien plus de maux à redouter que ceux qui sont nés vigoureux. Aucun n'évite le châtiment; tous ne l'éprouvent pas également sévère. Ceux surtout qui ont à craindre l'hérédité de quelques maladies paternelles ou maternelles, qui sont menacés de la goutte, du calcul, de la phthisie, des écrouelles, qui ont eu quelques atteintes de toux, d'asthme, de crachement de sang, de migraines, d'épilepsie, qui ont du penchant à cette espèce de nouûre dont j'ai parlé plus haut : tous ces infortunés, dis-je, doivent être intimement persuadés que chaque acte de ces débauches porte une forte atteinte à leur constitution, hâte à coup sûr l'apparition des maux qu'ils craignent, en rendra les accès infiniment plus fâcheux, et les jettera à la fleur de leur âge, dans toutes les infirmités de la vieillesse la plus languissante.

Tartareas vivum constat inire vias.

ARTICLE SECOND.

Les Causes.

—

SECTION VI.

Importance de la liqueur séminale.

COMMENT une trop grande émission de semence produit-elle tous les maux que je viens de décrire ? C'est ce que je dois examiner actuellement. On peut réduire ces causes à deux: la privation de cette liqueur, et les circonstances qui en accompagnent l'émission. Le détail anatomique des organes qui se séparent, les conjectures plus ou moins probables sur la façon dont se fait cette séparation, les observations sur ses qualités sensibles, seraient autant d'objets déplacés dans cet ouvrage. Il ne s'agit ici que de prouver son utilité par le témoignage des médecins les plus respectables ; (j'en ai déjà rapporté quelques uns), et de déterminer ses effets sur le corps. La section suivante sera destinée à l'examen des effets que doivent produire les circonstances qui accompagnent l'émission.

Hypocrate a cru qu'elle se séparait de tout le corps, mais surtout de la tête. La semence de l'homme vient, dit-il, de toutes les humeurs de son corps ; elle en est la partie la plus importante. Ce qui le prouve, c'est la faiblesse qu'éprouvent ceux qui en perdent par l'union charnelle, quelque petite que soit la dose qu'ils en perdent. Il y a des veines et des nerfs qui de toutes les parties du corps vont se rendre aux parties génitales ; quand celles-ci se trouvent remplies et échauffées, elles éprouvent un prurit, qui, se communiquant dans tout le corps, y porte une impression de chaleur et de plaisir ; les humeurs entrent dans une espèce de fermentation qui en sépare ce qu'il y a de plus précieux et de plus balsamique, et cette partie ainsi séparée du reste, est portée par la moëlle de l'épine aux organes génitaux. Galien adopte ces idées. « Cette humeur, dit-il, n'est que la plus subtile de toutes les autres ; elle a ses veines, ses nerfs qui la portent de tout le corps aux testicules. En perdant la semence, dit-il ailleurs, on perd en même temps l'esprit vital ; ainsi il n'est point étonnant qu'un coït trop fréquent énerve, puisqu'il prive le corps de ce qu'il a de plus pur. » Le même auteur nous a conservé, dans son *Histoire de la Philosophie*, les opinions des différens philosophes anciens sur ce sujet ; qu'on me permette de les rapporter ici. Aristote dont les ouvrages physiques seront estimés tant qu'on connaîtra le prix des observations, le mérite et la difficulté qu'il y a à en ouvrir la carrière, l'appelle *l'excrément du dernier aliment* (ce qui signifie, en termes plus clairs, la partie la plus perfectionnée de nos alimens), *qui a la faculté de reproduire des corps semblables à celui qui l'a produit.* Pythagore dit que c'est *la fleur du sang le plus pur.* Alcmæon son élève, physicien et médecin distingué, l'un des premiers qui aient connu l'importance de disséquer les animaux, et celui des philosophes païens qui paraît avoir eu les idées les plus vraies de la nature de l'ame, Alcmœon, dis-je, la regardait comme *une portion du cerveau*, et il n'y a que deux ou trois ans qu'un médecin célèbre a adopté et amplifié ce système : il indique les passages par lesquels le cerveau va aux testicules qu'il regarde comme des ganglions, et non pas comme des glandes, et c'est par la dissipation du cerveau qu'il explique tous les phénomènes de l'épuisement vénérien.

Platon envisageait cette liqueur comme *un écoulement de la moëlle de l'épine*. Démocrite pensait comme Hypocrate et Galien. Epicure, cet homme respectable, qui a connu mieux que personne que l'homme n'était heureux que par les plaisirs, mais qui en même temps a fixé ces plaisirs par des règles que le héros chrétien ne désavouerait pas ; Epicure, dont la doctrine a été si cruellement défigurée et dénigrée par les Stoïciens, que ceux qui ne l'ont connue que par leur canal s'y sont laissés surprendre, et ont pris pour un débauché, dit Fénélon, un homme d'une continence exemplaire, et dont les mœurs ont toujours été très-réglées, j'ajouterai dont les principes sont la censure la plus sévère des dogmes de ces prétendus sectateurs modernes, qui, ne connaissant de lui que son nom, en abusent indignement pour autoriser des systèmes d'infamie qu'il abhorrait, et dont les sages, qui aiment le vrai, ne doivent pas permettre qu'on déshonore la mémoire, si tant est que des gens perdus puissent déshonorer quelqu'un; Epicure, dis-je, regardait la semence comme *une parcelle de l'ame et du corps*, et fondait sur cette idée les préceptes qu'il donnait de la conserver soigneusement.

Quoique plusieurs de ces sentimens différent

en quelque chose, tous prouvent combien l'on a cru cette humeur précieuse.

L'on a demandé : Est-elle analogue à quelqu'autre humeur ? est-elle la même que ce liquide qui, sous le nom d'esprits animaux, parcourt les nerfs, concourt à toutes les fonctions un peu importantes de la machine animale, et dont la dépravation produit une infinité de maux si fréquens et si bizarres ? Pour répondre positivement à cette question, il faudrait connaître intimement la nature de ces deux humeurs. Nous sommes loin de ce dégré de connaissance, et nous n'avons à proposer que d'ingénieuses et probables conjectures.

« L'on comprend aisément, dit Hoffmann, comment il y a un rapport si étroit entre le cerveau et les testicules, puisque ces deux organes séparent du sang la lymphe la plus subtile et la plus exquise, qui est destinée à donner la force et le mouvement aux parties, et à servir même aux fonctions de l'ame. Aussi il est impossible qu'une dissipation trop abondante de ces liqueurs ne détruise pas les forces de l'ame et du corps. Le liquide séminal, dit-il ailleurs, se distribue, comme les esprits animaux séparés par le cerveau, dans tous les nerfs du corps : il paraît être de la même nature ; de là vient que plus on en dissipe, moins il se sépare de ces esprits. » Gotter est dans la même idée : « Le sperme est la plus parfaite et la plus importante des liqueurs animales, la plus travaillée, le résultat de toutes les digestions : son intime rapport avec les esprits animaux prouve que, comme eux, elle tire son origine des humeurs les plus parfaites. » En un mot, il paraît par ces témoignages, et par une foule d'autres qu'il serait difficile de citer, que c'est une liqueur extrêmement importante, qu'on pourrait appeler *l'huile essentielle* des liqueurs animales, ou plus exactement peut-être, *l'esprit recteur*, dont la dissipation laisse les autres humeurs faibles, et en quelque façon éventées.

Quelle que soit, dira-t-on, l'importance de cette humeur, puisqu'elle est séparée des autres, puisqu'elle est déposée dans ses réservoirs, de quel usage peut-elle être au corps ? L'on accorde qu'une trop grande évacution des humeurs, qui circulent actuellement dans les vaisseaux, qui par là même fournissent à la nutrition, tdlles que le sang, la sérosité, la lymphe, etc., doit affaiblir ; mais il est plus difficile de comprendre comment une humeur qui ne circule pas, qui est isolée, peut produire cet effet. Je réponds d'abord que des exemples semblables, et trop fréquens pour n'être pas généralement connus, auraient dû prévenir cette objection. Il n'y a personne qui n'ait vu qu'une évacuation de lait, pour me borner à celle-ci, quoique médiocre et peu longue, affaiblit, à un point dont les influences se font quelquefois ressentir, pendant le reste de la vie, une nourrice dont la santé n'est pas vigoureuse; et que la plus robuste succombe au bout d'un certain terme. La raison en est sensible : en vidant trop souvent les réservoirs destinés à recevoir quelque liqueur, l'on détermine les humeurs, par une suite nécessaire des lois de la machine, à y affluer en plus grande abondance : cette sécrétion devient excessive : toutes les autres en souffrent, surtout la nutrition, qui n'est qu'une espèce de sécrétion ; l'animal languit et s'affaiblit. Mais, en second lieu, il y a pour la semence une réponse qui n'a pas lieu pour le lait : le lait est une liqueur simplement nutritive, dont la trop grande sécrétion ne nuit qu'en diminuant trop la quantité des humeurs : la semence est une liqueur active dont la présence produit des effets nécessaires au jeu des organes, qui cesse si on l'évacue ; une liqueur par-là même, dont l'émission superflue nuit à un double endroit. Je m'explique : il est des humeurs, telles sont la sueur et la transpiration, qui abandonnent le corps au moment où elles sont séparées des autres humeurs, et expulsées des vaisseaux de la circulation. Il en est d'autres, telle est l'urine, qui, après cette séparation et cette expulsion, sont retenues pendant un certain temps dans des réservoirs destinés à cela, et dont elles ne sortent que quand elles sont en assez grande quantité pour exciter sur ces réservoirs une irritation qui les force mécaniquement à se vider. Il en est des troisièmes, qui sont séparées et retenues, comme les secondes, dans des réservoirs, non point dans la vue d'être du moins entièrement évacuées, mais pour acquérir, dans ces réservoirs, une perfection qui les rend propres à de nouvelles fonctions, quand elles rentrent dans la masse des humeurs. Telle est, entre plusieurs autres, la liqueur génitale. Séparée dans les testicules, elle passe de là par un canal assez long, dans les vésicules séminales, et est constamment repompée par les vaisseaux absorbans, et de proche en proche, rendue à la masse totale des humeurs. C'est une vérité que l'on démontre par bien des preuves : une seule suffit. Dans un homme sain, la séparation de cette liqueur se fait continuellement dans les testicules ; elle se rend dans ses réservoirs, dont l'étendue est très-bornée, et ne peut peut-être pas en contenir tout ce qui se sépare dans un jour : cependant il est des hommes continens qui n'en évacuent point pendant des années entières. Que deviendrait-elle, si elle ne rentrait pas continuellement dans les vaisseaux de la circulation? rentrée qui est extrêmement facilitée par la structure de tous les organes qui servent à la séparation, à la route et à la conservation de cette humeur. Les veines y sont beaucoup plus considérables que les artères, et cela dans une proportion qui ne se trouve point aussi grande ailleurs. Aussi, est-il probable que ce repompement ne se fait pas seulement dans les vésicules séminales, mais qu'il a déjà lieu dans les testicules, dans les épididimes, qui sont une espèce de premier réservoir adhérent aux testicules, et dans le canal déférent, qui est celui par lequel la semence va du testicule à la vésicule séminale.

Galien avait su que les humeurs s'enrichissent de la semence retenue, quoiqu'il en ignorât le mécanisme. « Tout est plein, dit-il, chez ceux qui ne commercent pas avec les femmes; l'on n'en trouve point chez ceux qui se livrent souvent à ce commerce. » Il se donne ensuite beaucoup de peine pour découvrir comment une petite quantité de cette humeur peut donner autant de force au corps; enfin il décide qu'elle est d'une vertu exquise, et qu'ainsi elle peut communiquer très-promptement de sa force à toutes les parties du corps. Il prouve ensuite, par plusieurs exemples, qu'une petite cause produit souvent de grands effets, et conclut ainsi: « Est-il donc étonnant que les testicules fournissent une liqueur propre à répandre une nouvelle vigueur sur tout le corps! Le cerveau produit bien les sensations et les mouvemens, et le cœur donne aux artères la force de battre.» Je finirai cette section par rapporter ce que dit de la semence l'un des plus grands hommes de ce siècle. « La semence est gardée dans les vésicules séminales jusqu'à ce que l'homme en fasse usage, ou que les écoulemens nocturnes l'en privent. Pendant tout ce temps-là, la quantité qui s'y en trouve excite l'animal à l'acte vénérien, mais la plus grande quantité de cette semence, la plus volatile, la plus odorante, celle qui a le plus de force, est repompée par le sang, et elle produit, en y entrant, des changemens bien surprenans ; la barbe, les poils, les cornes ; elle change la voix et les mœurs ; car l'âge ne produit pas dans les animaux ces changemens, c'est la semence seule qui les opère, et on ne les remarque jamais dans les eunuques.

Comment la semence opère-t-elle ces effets ? C'est là un de ces problèmes dont la solution n'est peut-être pas encore mûre. Ce qu'on peut cependant dire avec beaucoup de probabilité, c'est que cette liqueur est un *stimulus*, un aiguillon qui irrite les parties qu'il touche ; son odeur forte, et l'irritation évidente qu'elle exerce sur les organes de la génération, ne laissent aucun doute là-dessus, et l'on comprend que ces particules âcres étant continuellement repompées et remêlées aux humeurs, aiguillonnent légèrement, mais sans interruption, les vaisseaux, qui, par-là même, se contractent avec plus de force ; leur action sur les fluides est plus animée, la nutrition plus exacte; toutes les autres fonctions se font d'une manière plus parfaite : quand ce secours manque, plusieurs fonctions ne se développent jamais, c'est le cas des eunuques ; toutes se font mal.

Il se présente ici une question assez naturelle: pourquoi les eunuques n'éprouvent pas les mêmes maux que ceux qui s'épuisent par les débauches vénériennes ? Il n'est guère possible de répondre exactement à cette question qu'à la fin de la section suivante.

SECTION VII.

Emission des circonstances qui accompagnent l'émission.

Il y a plusieurs évacuations qui se font sans qu'on s'en aperçoive ; toutes les autres se font dans l'état de parfaite santé, avec une facilité qui fait qu'elles n'ont aucune influence sur le reste de la machine ; le plus léger mouvement dans l'organe qui en renferme la matière, suffit à l'expulsion. Il n'en est pas de même de l'évacuation du sperme. Il ne faut rien moins que des ébranlemens généraux, une convulsion de toutes les parties, une augmentation de vitesse dans le mouvement de toutes les humeurs, pour la déplacer et lui donner issue. Est-ce trop hasarder de dire qu'on peut regarder ce concours nécessaire de toute la machine, au moment de son évacuation, comme une preuve sensible de l'influence qu'il a sur tout le corps ? Le coït, dit Démocrite, est une espèce d'épilepsie. « C'est, dit de Haller, une action très-violente, qui est très-voisine de la convulsion, et qui, par-là même, affaiblit étonnamment, et nuit à tout le système nerveux. » L'on a vu dans les observations que j'ai rapportées plus haut, et dans quelques-unes de celles que j'ai citées, l'émission accompagnée de vraies convulsions, d'une espèce d'épilepsie ; et la même observation fournit les preuves évidentes de l'influence que ces mouvemens violens eurent sur la santé du malheureux qui en est le sujet. La promptitude avec laquelle l'affaiblissement sur l'acte, a paru à bien des gens, est avec raison, une preuve que ce ne pouvait être la seule privation de semence qui l'occasionnait : mais ce qui prouve démonstrativement combien le spasme doit affaiblir, c'est l'affaiblissement qu'éprouvent tous les malades qui ont des accès de maladies convulsives : celui qui suit les accès d'épilepsie est quelquefois excessif.

Ce n'est qu'au spasme qu'on peut attribuer l'effet que le coït produisit sur l'amman d'une ville de Suisse, dont F. Platérus nous a conservé l'histoire, et qui s'étant remarié déjà vieux, fut saisi, en voulant célébrer ses noces, d'une suffocation si violente, qu'il fut obligé de cesser. Le même accident le reprit toutes les fois qu'il tenta le même essai. Il s'adressa à une foule de charlatans : l'un lui promit, après lui avoir fait prendre plusieurs remèdes, qu'il n'avait plus aucun danger à courir. Il hasarda une nouvelle tentative sur la parole de son Esculape : le succès en fut d'abord le même ; mais, plein de confiance, il voulut aller jusqu'au bout, et mourut dans l'acte même, entre les bras de sa femme.

Les palpitations violentes qui accompagnent quelquefois le coït, sont aussi un symptôme convulsif. Hypocrate parle d'un jeune homme à qui des excès en vin et en femmes avaient occasionné, entr'autres simptômes, des palpitations continuelles ; et Dolæus en a vu un saisi, dans l'acte même, d'une palpitation si violente, qu'il aurait été étouffé, s'il avait persisté.

L'on trouve dans Hoffmann d'autres faits semblables.

L'observation de l'enfant cité plus haut, est encore une preuve qui n'a pas échappé à la sagacité de Rast, du pouvoir de la cause convulsive, puisqu'à cet âge il ne pouvait guère évacuer qu'une humeur de prostates, et non point une véritable semence.

Ces remarques ont été saisies par le plus grand nombre des bons auteurs qui ont écrit sur cette matière. Galien paraît les avoir déjà faites. « La volupté elle-même, dit-il, affaiblit les forces vitales. » Fleming n'a pas omis cette cause dans son beau poëme sur les maladies des nerfs :

Quin etiam nervos frangit quæcumque voluptas.

Sanctorius établit positivement que les mouvemens affaiblissent plus que l'emission du sperme ; et il est bien étonnant que Gotter, son commentateur, ait cherché à persuader le contraire. La raison qu'il en donne, en assurant que ces mouvemens n'affaiblissent pas plus que d'autres mouvemens quelconques, parce qu'ils ne sont pas convulsifs, ne persuadera personne. Un exemple, s'il peut en citer un, ne fait pas loi. Lister, Noguez, Quincy, qui ont commenté le même ouvrage avant lui, ne pensent pas comme lui, et ils attribuent une partie du danger à l'affaiblissement que laissent les convulsions. Le coït, dit Noguez, est une convulsion ; il dispose les nerfs aux mouvemens convulsifs, et la plus légère occasion les fait naître.

J. B. Borelli, l'un des premiers créateurs de la phisiologie, ne les avait pas envisagés comme Grotter ; il est positif sur cet article : « Cet acte est accompagné d'une espèce d'affection convulsive, qui porte les plus rudes atteintes au cerveau et à tout le genre nerveux.

Senac attribue positivement aux nerfs les faiblesses qui suivent le coït. La cause la plus vraisemblable de la syncope, qui survient quand un accès s'ouvre dans l'intérieur de l'abdomen, c'est, dit-il, l'action des nerfs qui se mettent alors en jeu. Cela est confirmé par l'abattement ou par la syncope qui suivent l'effusion du sperme, car ce n'est qu'aux nerfs qu'on peut imputer cette défaillance.

Lewis attribue plus à cette cause qu'à l'autre, ainsi que Sanctorius.

Dès qu'il y a convulsion, le genre nerveux se trouve dans un état de tension, ou plus exactement, dans un degré d'action extraordinaire, dont la suite nécessaire est un relâchement excessif. Tout organe qu'on a monté au-dessus de son ton, retombe au-dessous; par-là, les mêmes fonctions qui en dépendent se font nécessairement mal; et comme les nerf influent sur toutes, il n'en est point qui n'éprouve quelque dérangement, quand ils sont affaiblis.

Une raison qui contribue aussi à l'affaiblissement du genre nerveux c'est l'augmentation de la quantité de sang dans le cerveau pendant l'acte vénérien, augmentation bien démontrée, et qui est allée plusieurs fois jusqu'à produire l'apoplexie : l'on en trouve plusieurs exemples dans les observateurs; et Hoffmann rapporte celui d'un soldat qui, se livrant à cet acte avec fureur, mourut apoplectique dans le coït même: l'on trouva le cerveau plein de sang. C'est par cette même augmentation de sang, qu'on explique pourquoi ces excès produisent la manie. Cette quantité de sang distendant les nerfs, les affaiblit; ils résistent moins aux impressions, et c'est ce qui fait leur faiblesse.

En réfléchissant sur les effets de ces deux causes, l'évacuation de la semence et les mouvemens convulsifs, il est aisé d'expliquer les désordres qui doivent en résulter dans l'économie animale. L'on peut les ranger sous trois classes ; la dépravation des digestions, l'affaiblissement du cerveau et du genre nerveux, le dérangement de la transpiration. L'on verra qu'il n'est aucune maladie chronique qu'on ne puisse déduire de cette triple cause.

Le relâchement dans lequel ces excès jettent, dérange les fonctions de tous les organes, dit un des auteurs qui a le mieux écrit sur la diététique ; et la digestion, la coction, la transpiration, les autres évacuations ne se font plus comme il faut, d'où il résulte une diminution sensible des forces, de la mémoire, et même de l'entendement, un obscurcissement dans la vue, tous les maux de nerf, toutes les espèces de gouttes ou de rhumatismes, une faiblesse étonnante dans le dos, la consomption, la faiblesse des organes de la génération, des urines sanglantes, un dérangement dans l'appétit, des maux de têtes, et un grand nombre d'autres maladies qu'il est inutile de détailler ici ; en un mot, rien n'abrége tant la vie que l'abus des plaisirs de l'amour.

1. L'estomac est la partie qui se ressent la première de toutes les causes qui affaiblissent, et cela parce que c'est celle dont les fonctions demandent la plus grande perfection dans l'organe. La plus grande partie des autres sont autant passives qu'actives : l'estomac est presqu'entièrement actif ; aussi, dès que ses forces diminuent, ses fonctions se dérangent : vérité d'observation, qui, jointe à la suivante et à la variété des impressions premières, et souvent

fâcheuses, que ce qu'on avale produit sur ce viscère, rend raison de la fréquence, de la bizarrerie et de l'opiniâtreté de ses maladies. Il est de toutes les parties du corps, l'une de celles qui reçoit le plus grand nombre de nerfs, et dans laquelle, par-là même, il se distribue une plus grande quantité d'esprits animaux. Ce qui affaiblit l'action des uns, et diminue la quantité ou altère la qualité des autres, doit donc diminuer la force de ce viscère plus que d'aucun autre; et c'est ce qui arrive dans les excès vénériens. L'importance de la fonction à laquelle il est destiné, fait que, dès qu'elle se fait moins bien, toutes les autres s'en ressentent.

Hujus enim validus firmat tenor omnia membra:
At contra ejusdem franguntur cuncta dolore.

Dès que les digestions se font imparfaitement, les humeurs prennent un caractère de crudité qui les rend impropres à toutes leurs destinations, mais qui empêchent surtout la nutrition, dont dépend la réparation des forces. Il suffit, pour s'assurer de l'influence générale de l'estomac, d'observer l'état d'une personne qui éprouve une digestion laborieuse : les forces se perdent dans quelques minutes; un mal-aise général rend la faiblesse plus à charge, les organes des sens s'émoussent, l'ame même n'exerce ses facultés qu'imparfaitement; la mémoire, et surtout l'imagination, paraissent anéanties : rien, en un mot, ne rapproche plus un homme d'esprit d'un sot, qu'une digestion pénible.

Une belle observation, rapportée par Payva, médecin portugais, habitué à Rome, répand un grand jour sur l'affaiblissement prodigieux dans lequel les excès de ce genre jettent l'estomac.

« Quand les désirs vénériens, dit-il, sont montés chez les jeunes gens à leur plus haut degré, ils éprouvent une espèce de sensation agréable à l'orifice de l'estomac; mais s'ils satisfont ces désirs avec trop d'impétuosité et au-delà de leurs forces, ils éprouvent dans ce même endroit une sensation extrêmement désagréable et fâcheuse, qu'ils ne peuvent pas exprimer, et ils payent bien chèrement leur excès par la maigreur, le marasme, etc., dans lesquels ils tombent.

Aretée avait déjà connu cette vérité, et Boerhaave emploie les mêmes expressions que Payva : il ajoute que ce sentiment douloureux se dissipe à mesure qu'ils reprennent leurs forces: il confirme la même chose ailleurs, en y joignant une règle de pratique très-utile : c'est que, quand il survient des accès d'épilepsie après ces accès vénériens, il faut penser à fortifier les nerfs de l'estomac.

2. La faiblesse du genre nerveux, qui dispose à tous les accidens paralytiques et spasmodiques, est produite, comme je l'ai déjà dit, par les mouvemens convulsifs qui accompagnent l'émission; en second lieu, par le vice des digestions : dès qu'elles pèchent, les nerfs s'en ressentent d'autant plus, que le fluide qui les pénètre étant le dernier ouvrage de la coction, celui qui la suppose la plus parfaite, quand elle est altérée, est celui des fluides animaux qui en est le plus sensiblement affecté, celui sur lequel la crudité des humeurs a le plus d'influence. Enfin, ce qui augmente cet affaiblissement, c'est l'évacuation d'une humeur analogue aux esprits animaux, et qu'à raison de cette analogie on ne peut point évacuer sans diminuer la force du genre nerveux, dont les doutes mo-

destes de quelques grands hommes, qui n'osent affirmer en physique que ce dont la vérite tombe sur leurs sens, et les objections de quelques physiologistes subalternes ou systématiques, ne m'empêchent pas d'attribuer la force à ces esprits. D'ailleurs, indépendamment du dommage qui résulte de cette évacuation, relativement à la quantité d'esprits animaux, elle nuit, en ce qu'elle prive les vaisseaux de ce léger aiguillonnement que produit le sperme repompé, et qui contribue si fort à la coction. Elle nuit donc, et en soustrayant une partie d'esprits animaux, ou au moins d'une humeur très-précieuse, et en diminuant la coction, sans laquelle ces esprits ne sont préparés qu'imparfaitement et insuffisamment.

Il y a, entre les maladies de l'estomac et celles des nerfs, un cercle vicieux. Les premières font naître les secondes, et celles-ci une fois formées, contribuent infiniment à les augmenter. Quand l'observation journalière ne le prouverait pas, la seule inspection anatomique de l'estomac suffirait pour en convaincre. La quantité des nerfs qui s'y distribuent, démontre combien ils sont nécessaires à ses fonctions, et combien, par-là même, elles doivent être dérangées quand ils ne sont pas en bon état.

3. Enfin, la transpiration se fait moins bien. Sanctorius a même déterminé la quantité dont elle diminuait ; et cette évacuation, la plus considérable de toutes, ne peut pas être supprimée, qu'il n'en résulte promptement une foule de symptômes différens.

L'on comprend aisément qu'il n'est point de maladies qui ne peuvent être produites par cette triple cause. Je n'entrerai pas dans l'explication de tous les symptômes particuliers ; ce détail prolongerait trop ce petit ouvrage, et n'intéresserait que les médecins, auxquels il est inutile : l'on peut voir ce qu'en dit Gotter.

Cifton Wintingham a très-bien détaillé les dangers de cette évacuation, relativement aux goutteux, et son explication mérite d'être lue.

Feu Gunzius, enlevé à la médecine à la fleur de son âge, a donné une explication mécanique très ingénieuse des inconvéniens de ces excès relativement à la respiration ; il parle dans cet endroit, d'un homme qui s'était attiré par-là une toux continuelle ; symptôme que j'ai vu chez un jeune homme qui mourut victime de l'onanisme. Il était venu à Montpellier pour faire ses études ; ses excès dans cette infâmie le jetèrent dans la phtisie, et je me rappelle que sa toux était si forte et si continuelle, que tous ses voisins en étaient incommodés. On le saigna fréquemment, dans la vue, sans doute, d'abréger ses souffrances. Une consultation lui ordonna d'aller prendre les bouillons de tortue chez lui (il était, si je ne me trompe, Dauphinois), et lui promit une guérison complète. Il mourut deux heures après.

Ce qu'on comprend le moins aisément, ou plutôt ce qu'on ne comprend point du tout, c'est cet affaiblissement prodigieux des facultés de l'ame. La solution de ce problême tient à la question insoluble pour nous, de l'influence des deux substances l'une sur l'autre : et nous sommes réduits à l'observation des phénomènes. Nous ignorons et la nature de l'esprit, et celle du corps ; mais nous savons que ces deux parties de l'homme sont intimement unies, que tous les changemens que l'une éprouve sont ressentis par l'autre ; une circulation un peu plus ou moins vite, un sang un peu plus ou moins épais, quelques onces d'alimens de plus ou de moins, la même quantité d'un aliment plutôt que d'un autre, une tasse de café, au lieu d'un peu de vin, un sommeil plus ou moins long ou tranquille, une selle un peu plus ou moins abondante, une transpiration trop forte ou trop faible, changent du tout au tout notre façon de voir et de juger les objets : d'une heure à l'autre, les révolutions de la machine nous font sentir et penser très-différemment, et nous font à leur gré, de nouveaux principes, des vices et des vertus, tant sont vrais les vers du premier satirique moderne :

Tout, suivant l'intellect, change d'ordre et de rang :
Ainsi c'est la nature et l'humeur des personnes,
Et non la qualité qui rend les choses bonnes.
C'est un mal bien étrange au cerveau des humains.

REGNIER, *sat.* 5.

Tant est exact le tableau que Lucrèce a tracé de cette union intime.

– Gigni pariter cum corpore, et unâ
Crescere sentimus, pariter que senescere mentem.
Nam velut infirmo pueri teneroque vagantur
Corpore, sic animi sequitur sententia tenuis.
Inde ubi robusti adolevit viribus ætas,
Consilium quoque majus, et anctior est animi vis :
Post ubi jam validis quassatum est viribus ævi
Corpus, et obtusis ceciderunt viribus artus ;
Claudicat ingenium, delirat linguaque, mensque.
Omnia deficiunt, atque uno tempore desunt ;

Quin etiam morbis in corporis avius errat.
Sæpe animus, dementit enim deliraque fatur.

L'observation nous apprend également que, de toutes les maladies, il n'y en a point qui affecte l'ame plus promptement que celle du genre nerveux; les épileptiques qui, au bout de quelques années, tombent presque ordinairement dans l'imbécilité, en fournissent une triste preuve qui en même-temps nous apprend qu'il n'est point étonnant si des actes qui, comme on l'a dit plus haut, sont toujours légèrement épileptiques, produisent cet affaiblissement du cerveau, et par-là même des facultés.

L'affaiblissement du cerveau et du genre nerveux est suivi de celui des sens, et cela est naturel. Sanctorius, Hoffmann, et quelques autres, ont cherché à expliquer pourquoi la vue souffrait plus particulièrement; mais leurs raisons, qui sont vraies, ne me paraissent pas suffisantes. Les principales, et celles qui sont particulières à cet organe, sont la multitude des parties qui composent l'œil, et qui, étant toutes susceptibles de différens vices, le rendent infiniment plus sujet à des dérangemens que les autres. Les nerfs, en second lieu, servent ici à plusieurs usages, et sont en très grand nombre. Enfin, cet afflux d'humeurs sur cette partie pendant le temps de l'acte, afflux dont la scintillation qu'on aperçoit alors dans les yeux des animaux, forme une preuve sensible, produit dans les vaisseaux d'abord une faiblesse, et ensuite des engorgemens, dont la perte de la vue est une suite nécessaire.

Il est aisé actuellement de répondre à la question proposée plus haut: Pourquoi les eunuques, qui n'ont point de semence, ne sont-ils pas exposés aux maladies que nous venons de décrire ?

Il y en a deux raisons très-suffisantes. La première, c'est que s'ils ne retirent pas les avantages que produit cette liqueur, quand elle a été préparée et repompée ; d'un autre côté, ils ne perdent point cette partie précieuse du sang destinée à devenir semence. Ils n'éprouvent pas ces changemens qui sont dus à la semence préparée, et que j'ai indiqués plus haut ; mais ils ne doivent pas non plus être exposés aux maux qui viennent de la privation de cette humeur non préparée. L'on pourrait, si l'on veut me permettre d'employer les termes des métaphysiciens, distinguer la semence en *semence à faire, semen in potentiâ* ; c'est cette partie précieuse des humeurs que les testicules séparent : *et semence faite, semen in actu.* Si la première ne se sépare pas, la machine manque des secours qu'elle retire de la semence préparée, et n'éprouve point les changemens qui en dépendent ; mais elle ne s'appauvrit pas ; elle n'acquiert pas, mais elle ne perd pas ; on reste dans l'état d'enfance. Quand la semence se sépare et s'évacue, c'est alors une privation, un appauvrissement réel. La seconde raison, c'est que les eunuques n'éprouvent point ce spasme auquel j'ai attribué une grande partie des maux qui suivent ces excès.

Les accidens qu'éprouvent les femmes, s'expliquent tout comme ceux des hommes. L'humeur qu'elles perdent étant moins précieuse, moins travaillée que le sperme de l'homme, sa perte ne les affoiblit peut-être pas aussi promptement ; mais, quand elles vont jusqu'à l'excès, le genre nerveux étant plus faible chez elles, et naturellement disposé au spasme, les accidens sont plus violens. Des excès subits les jettent dans des accidens analogues à celui d'un jeune homme dont j'ai parlé plus haut, page 29, et j'ai été le témoin d'un triste spectacle en ce genre. En 1746, une fille, âgée de vingt-trois ans, défia six dragons espagnols, et soutint leurs assauts pendant toute une nuit, dans une maison, aux portes de Montpellier. Le matin, on l'apporta en ville mourante : elle expira le soir baignée dans son sang, qui ruisselait de la matrice. Il eût été intéressant de s'assurer si cette hémorragie était la suite de quelque blessure, ou si elle ne dépendait que de la dilatation des vaisseaux, produite par l'action augmentée de cet organe.

SECTION VIII.

Causes des dangers particuliers à la masturbation.

L'on a vu plus haut que la masturbation était plus pernicieuse que les excès avec les femmes. Ceux qui font intervenir partout une providence particulière, établiront que la raison en est une volonté spéciale de Dieu, pour punir ce crime. Persuadé que les corps ont été astreints, dès leur création, à des lois qui en régissent nécessairement tous les mouvemens, et dont la divinité ne change l'économie que dans un petit nombre de cas réservés, je ne voudrais avoir recours aux causes miraculeuses, que quand on trouve une opposition évidente avec les causes physiques. Ce n'est point le cas ici: tout peut très-bien s'expliquer par les lois de la mécanique du corps et par celles de son union avec l'ame. Cette habitude de recourir aux causes surnaturelles a déjà été combattue par Hypocrate, qui, en parlant d'une maladie que les Scythes attribuaient à une punition particulière de Dieu, fait cette belle réflexion : Il est vrai que cette maladie vient de Dieu ; mais elle en vient comme toutes les autres ; elles n'en viennent pas plus les unes que les autres, parce que toutes sont une suite des lois de la nature, qui régit tout ».

Sanctorius, dans ses observations, nous fournit une première cause de ce danger particulier. « Un coït modéré est utile, dit-il, quand il est sollicité par la nature ; quand il est sollicité par l'imagination, il affaiblit toutes les facultés de l'ame, et surtout la mémoire ». Il est aisé d'expliquer pourquoi. La nature, dans l'état de santé, n'inspire des désirs que quand les vésicules séminales sont remplies d'une quantité de liqueur qui a acquis un degré d'épaississement qui en rend la résolution plus difficile, et cela dénote que son évacuation n'affaiblira pas le corps sensiblement. Mais telle est l'organisation des parties génitales, que leur action et les désirs qui la suivent sont mis en jeu, non-seulement par la présence d'une humeur séminale surabondante, mais que l'imagination a aussi beaucoup d'influences sur ces parties ; elle peut, en s'occupant des désirs, les mettre dans cet état qui les produit, et le désir conduit à l'acte, qui est d'autant plus pernicieux, qu'il était moins nécessaire. Il en est de l'organe de ce besoin comme de ceux de tous les autres, qui ne sont mis en jeu à propos que quand ils le sont par la nature. La faim et la soif indiquent le besoin de prendre des alimens et de la boisson ; si l'on en prend plus que ces sensations n'en exigent, le surplus nuit au corps et l'affaiblit. Le besoin d'aller à la selle et d'uriner, sont également marqués par de certaines conditions physiques : mais la mauvaise habitude peut si fort pervertir la constitution des organes, que la nécessité de ces évacuations cesse d'être dépendante de la quantité des matières à évacuer. L'on s'assujétit à des besoins sans besoin ; et tel est le cas des musturbateurs. C'est l'imagination, l'habitude, et non pas la nature, qui les sollicitent. Ils soustraient à la nature ce qui lui est nécessaire, et ce dont par là même elle se gardait bien de se défaire. Enfin, en conséquence de cette loi de l'économie animale, que les humeurs se portent là où il y a une irritation, il se fait au bout d'un certain temps un afflux continuel d'humeurs sur ces parties ; il arrive ce qu'Hypocrate avait déjà observé : » Quand un homme exerce le coït, les veines séminales se dilatent, et attirent la semence.

On peut remarquer ici que l'Onanisme a un danger particulier pour les enfans, avant le temps de la puberté : il n'est pas commun, heureusement, de trouver des monstres de l'un ou de l'autre sexe, qui en abusent avant cette époque ; mais il ne l'est que trop, qu'ils abusent d'eux-mêmes : un grand nombre de circonstances les éloignent d'un commerce débauché ou les modèrent : une débauche solitaire ne trouve point d'obstacles, et n'a point de bornes.

Une seconde cause, c'est l'empire que cette manœuvre odieuse prend sur les sens, et qui est bien peint dans l'Onania anglais. « Cette impudicité, dit-il, n'a pas plutôt subjugué le cœur, qu'elle poursuit le criminel partout ; elle s'en saisit, l'occupe en tout temps et en tout lieu ;

au milieu des occupations les plus sérieuses, des actes de religion même, il est en proie aux désirs et aux idées lascives qui ne l'abandonnent jamais ». Rien n'affaiblit autant que cette tension continuelle de l'esprit, toujours occupé du même objet. Le masturbateur, uniquement livré à ses méditations ordurières, éprouve à cet égard les mêmes maux que l'homme de lettre qui fixe les siennes sur une seule question ; et il est rare que cet excès ne nuise pas. Cette partie du cerveau, qui se trouve alors en action, fait un effort qu'on pourrait comparer à celui d'un muscle long-temps et fortement tendu : il en résulte, ou une telle mobilité, qu'on ne peut plus arrêter le jeu de cette partie, ni par-là même détourner l'ame de cette idée ; c'est bien le cas des masturbateurs, ou une incapacité d'action. Epuisés enfin par une fatigue continuelle, ces malades tombent dans toutes les maladies du cerveau, mélancolie, catalepsie, épilepsie, imbécilité, perte des sens, faiblesse du genre nerveux, et une foule de maux semblables. Cette cause fait un tort infini à plusieurs jeunes gens, en ce que, lors même que leurs facultés ne sont pas encore éteintes, l'usage en est perverti. Quelle que soit la vocation à laquelle ils se vouent, on ne réussit à rien sans un degré d'attention, dont cette habitude pernicieuse les rend incapables. Parmi ceux même qui ne se vouent à rien (cette classe n'est que trop nombreuse), il en est qui n'y sont pas propres : un air de distraction, d'embarras, d'étourdissement, n'en fait que des oisifs déplaisans. Je pourrais en citer que cette incapacité de se fixer, jointe à la diminution des facultés, a mis hors d'état d'être jamais rien dans la société. Triste état qui met l'homme au-dessous de la brute, et qui le rend, à juste titre, l'objet du mépris, plus encore que de la pitié de ses semblables.

De ces deux premières causes, il en résulte nécessairement une troisième: c'est la fréquence même des actes. L'ame et le corps concourent, dès qu'une fois l'habitude a pris un peu de force, pour solliciter à ce crime. L'ame, obsédée par les pensées immondes, excite les mouvemens lascifs; et, si elle est distraite quelques momens par d'autres idées, les humeurs âcres, qui irritent les organes de la génération, la rappellent bientôt au bourbier. Que ces vérités d'observation seraient propres à arrêter les jeunes gens, s'ils pouvaient prévoir qu'ici un premier faux pas en entraîne un autre; qu'ils sont presque maîtrisés par la tentation : qu'à mesure que les motifs de séduction augmentent, la raison, qui devrait les contenir, s'affaiblira; et qu'enfin ils se trouveront en peu de temps plongés dans une mer de misère, sans avoir peut-être un bout de planche pour les aider à s'en tirer ! Si quelquefois les infirmités commençant leur donnent de forts avis, si le danger les effraie pour quelques momens, la fureur les replonge. L'on peut bien dire :

Virtutem videant, intabescantque relictâ. PERS.

Cependant le danger est proche, et le temps opportun de l'amendement est court.

...... Cinis et manes et fabula fies.

Vive memor lethi, fugit hora, hoc quod loquor
inde est. PERS.

Pendant que j'étudiais en philosophie à Genève, temps dont le souvenir me sera cher le reste de mes jours, un de mes condisciples était venu à cet état horrible, qu'il n'était pas le maître de s'abstenir de ces abominations, même pendant le temps des leçons; il n'attendit pas long-temps son châtiment, et il périt misérablement de consomption, au bout de deux ans. On trouve un fait semblable dans l'Onania. L'ingénieux auteur qui a fourni l'extrait de l'édition latine de cet ouvrage, dans l'excellent journal latin qui paraissait à Berne il y a quatre ans, raconte à propos de cette observation, que tout un collége trompait quelquefois, par cette manœuvre, l'ennui, et cherchait à éviter un sommeil que leur inspiraient les leçons d'une métaphysique scolastique, qu'un très-vieux professeur leur faisait en dormant; mais cette historiette me paraît moins prouver ce que j'avance, que l'horrible dissolution dans laquelle les jeunes gens peuvent tomber.

Le même auteur vient de faire imprimer, dans un ouvrage que je n'ai pas l'avantage de pouvoir lire, mais qu'un excellent juge met à côté des meilleures productions de ce siècle, ce qui suit. On a découvert, il y a quelques années, dans une ville qu'une société entière de garnemens, de quatorze et quinze ans, s'était réunie pour la pratique de ce vice, et toute une école en est encore infectée.

La santé d'un jeune prince se perdait journellement, sans qu'on pût en découvrir la cause. Son chirurgien le soupçonna, l'épia, et le surprit en flagrant délit. Il avoua qu'un de ses valets-de-chambre l'avait instruit, et qu'il était retombé souvent. L'habitude était si forte, que les considérations les plus pressantes, présentées avec force, ne purent pas la déraciner. Le mal allait en empirant ; ses forces se perdaient journellement, et on ne put le sauver qu'en le faisant garder à vue jour et nuit, pendant plus de huit mois.

Un malade me peignait vivement les difficultés de la victoire, dans une de ses lettres. « Il faut bien des efforts, ce sont ses termes, pour vaincre l'habitude qui nous est rappelée à chaque instant. Je vous l'avoue en rougissant, la vue d'un objet féminin, quel qu'il soit, fait naître chez moi des désirs. Je n'ai pas même besoin de ce secours ; ma salc aine n'est que trop portée à me représenter sans cesse des objets de concupiscence. Cette passion ne s'allume plus chez moi : il est vrai que je me rappelle en même temps tous vos avis; je combats, mais ce combat même m'épuise. Si vous pouviez trouver le moyen de détourner mes pensées de ces objets, je crois que ma guérison serait bien proche.

L'on a déjà vu dans l'extrait de l'Onania, que la réitération fréquente avait produit la fureur utérine chez une femme. L'habitude de n'être occupé que d'une idée rend incapable d'en avoir d'autres ; elle prend l'empire, et règne despotiquement : des organes sans cesse irrités, contractent une disposition morbifique, qui devient un aiguillon toujours présent, indépendant de toute cause externe. Il y a des maladies des parties urinaires, qui donnent une envie continuelle d'uriner ; l'irritation réitérée des organes de la génération y produit une maladie analogue. Il n'est point étonnant si le concours de ces deux causes, morale et physique réunies, jette dans cette horrible maladie. Que cette idée est propre à effrayer salutairement les personnes chez lesquelles il y a encore quelques vestiges de raison et de pudeur !

Une quatrième cause de l'épuisement des masturbateurs, c'est qu'indépendamment même des émissions de semence, la fréquence des érections, quoiqu'imparfaites, dont ils se plaignent, les épuise considérablement. Toute partie qui est dans un état de tension, pruduit une dépense de forces, et ils n'en ont point à perdre : les esprits s'y portent en plus grande abondance, ils se dissipent, ce qui affaiblit ; ils manquent aux autres fonctions, qui par-là même, se font imparfaitement : le concours de ces deux causes a les suites les plus dangereuses. Un antre accident auquel cette quatrième cause rend les masturbateurs plus sujets, c'est une espèce de paralysie des organes de la génération, d'où naissent l'impuissance, par le défaut d'érection, et la gonorrhée simple, parce que les parties relâchées laissent échapper la véritable semence, à mesure qu'elle arrive, et suinter continuellement l'humeur que séparent les prostates ; et qu'enfin toute la membrane intérieure de l'urètre acquiert une disposition catarrheuse, qui la dispose à fournir un écoulement de même nature que celle des pertes blanches des femmes ; disposition, pour le dire en passant, moins rare qu'on ne pense, qui n'est point bornée à la membrane qui revêt les narrines, la gorge, le poumont, mais qui attaque souvent tous les viscères creux, qu'on méconnaît, parce qu'on ne la soupçonne pas, et qu'on traite mal, parce qu'on la méconnaît. Il serait aisé de trouver, dans les observateurs, des exemples de cette maladie traitée pour une autre.

Un habile chirurgien me parlait un jour d'un homme qui, livré par une espèce de goût singulier, aux Vénus du plus bas étage, ne les connaissant guère que dans les coins des rues, et debout, tomba dans l'épuisement accompagné de maux de reins les plus cruels, et d'une atrophie ou dessèchement des cuisses et des jambes, jointe à une paralysie de ces parties, qui paraissent être une suite de l'attitude dans laquelle il s'était livré à ses sales voluptés. Il mourut, après avoir gardé six mois le lit, dans un état également propre à inspirer la pitié et l'effroi. Cette observation ne fournit-elle pas une cinquième cause de dangers ordinairement particuliers à la masturbation ? Quand on perd ses forces par deux moyens à la fois, l'affaiblissement augmente bien considérablement. Une personne qui est debout ou assise a besoin, pour se maintenir dans ces situations, surtout dans la première, de faire agir un grand nombre de muscles, et cette action dissipe les esprits animaux. Les personnes faibles, qui ne peuvent pas se tenir un instant debout sans éprouver une faiblesse, les malades, qui ne peuvent pas être assis sans éprouver le même accident, le prouvent bien évidemment. Pour être couché ou étendu, il ne faut point cet emploi de force. L'on sent par-là que le même acte, dans les unes ou dans les autres de ces attitudes, produira bien plus d'affaiblissement dans le premier que dans le dernier cas ; et Sanctorius avait déjà indiqué le danger de cette attitude : « *Usus coitûs stando, lædit, nam musculos et eorum utilem perspirationem diminuit.* »

D'autres observations, bien constatées, fournissent une sixième cause, qui paraîtra peut-être bien faible, mais que des physiciens éclairés ne croiront pas volontiers nulle. Tous les corps vivans transpirent ; il s'exhale à chaque instant, par la moitié peut-être des pores de notre peau, une humeur extrêmement tenue, et qui est beaucoup plus considérable que toutes nos autres évacutions. Dans le même temps une autre espèce de pores admet une partie des fluides qui nous environnent, et les porte dans nos vaisseaux. Ce sont *des torrens invisibles*, pour me servir de l'heureuse expression de Senac, qui sortent de notre corps, et qui y entrent. Il est démontré que, dans quelques cas, cette inspiration est très-considérable. Les personnes fortes expirent plus : les faibles, qui n'ont presque point d'atmosphère propre, inspirent davantage ; et cette partie expirée, ou cette transpiration des personnes bien portantes, contient quelque chose de nourricier et de fortifiant, qui, inspiré par un autre, contribue à lui donner de la vigueur. Ce sont ces observations qui expliquent comment la jeune fille qui couchait avec David lui donnait des forces, comment cette même tentative a réussi à d'autres vieillards, à qui on l'a conseillée ; pourquoi cela affaiblit la jeune personne, qui perd sans rien recevoir, ou plutôt qui reçoit des exhalaisons faibles, corrompues, putrides qui lui nuisent. L'on transpire plus dans le temps du coït que dans un autre, parce que la force de la circulation est augmentée. Cette transpiration est peut-être plus active, plus spiritueuse que dans tout autre temps ; c'est une perte réelle que l'on fait, et qui a lieu, de quelque façon que se fasse l'émission du sperme, puisqu'elle dépend de l'agitation qui l'accompagne. Dans le coït, elle est réciproque, et alors l'un inspire ce que l'autre expire. Cet échange est mis hors de doute par des observations sûres. J'ai vu, il n'y a pas long-temps, un homme qui n'avait aucune gonorrhée, ni aucun symptôme vérolique cutané, donner la maladie vénérienne à une femme, qui, dans le même instant, lui rendit la gale en échange. L'un, dans ce cas, compense les pertes de l'autre. Dans celui de la masturbation, le masturbateur perd, et ne recouvre rien.

En observant l'effet des passions, on découvre une septième différence entre ceux qui se livrent aux femmes, et les masturbateurs; différence qui est toute au désavantage de ces derniers. La joie qui tient à l'ame, et qu'il faut bien distinguer de cette volupté purement corporelle que l'homme partage avec l'animal, et dont elle diffère du tout au tout; cette joie, dis-je, aide les digestions, anime la circulation, favorise toutes les fonctions, rétablit les forces, les soutient. Si elle se trouve réunie avec les plaisirs de l'amour, elle contribue à réparer ce qu'ils peuvent ôter de force, et l'observation le prouve. Sanctorius l'a remarqué. « Après un coït excessif, avec une femme qu'on aimait et qu'on désirait, l'on n'éprouve pas la lassitude qui devrait être la suite de cet excès, parce que la joie que l'ame éprouve, augmente la force du cœur, favorise les fonctions, et répare ce qu'on a perdu. » C'est sur ce principe que Venette, dans l'ouvrage duquel on trouve un chapitre sur le danger des plaisirs de l'amour poussés à l'excès, établit que l'union avec une belle femme épuise moins qu'avec une laide. » La beauté a des charmes qui dilatent notre cœur, et qui en multiplient les esprits. Il faut croire, avec saint Chrysostôme que s'excitant contre les lois de la nature, le crime est beaucoup plus grand de ce côté-là que de l'autre. » Et peut-on douter que la nature n'ait attaché plus de joie aux plaisirs procurés par les moyens qui sont dans ses voies, qu'à ceux qui y répugnent !

Loin les plaisirs que le remord doit suivre !
Miseri quorum gaudia crimen habent !

Une huitième et dernière cause qui augmente les dangers de la masturbation, c'est l'horreur des regrets dont elle doit être suivie, quand les maux ont dessillé les yeux sur le crime et sur ses dangers.

Et s'il en est qui soient dans ce cas, ce sont les masturbateurs. Quand le voile est tombé, le tableau de leur conduite se présente sous les faces les plus hideuses ; ils se trouvent coupables d'un crime dont la justice divine ne voulut pas surseoir la punition, et qu'elle punit sur-le-champ de mort, d'un crime réputé très-grand crime par les payens même :

Hoc nihil esse putas, scelus est, mihi crede, sed ingens,
Quantum vix animo concipis ipse tuo. MART.

La honte qui le suit augmente infiniment leur misère. Tel est le degré de débordement dans quelques endroits, que les débauches avec les femmes n'y sont presque regardées que comme un usage : les plus coupables sur cet article n'en font pas mystère, et ne se doutent pas même qu'ils puissent en être plus méprisés. Quel est le masturbateur qui ose avouer son infamie ! Et cette nécessité de s'envelopper des ombres du mystère, ne doit-elle pas être, à ses propres yeux, une preuve du crime de ces actes ! Combien n'en est-il pas qui ont péri pour n'avoir jamais osé révéler la cause de leurs maux ! On lit, dans plusieurs lettres de l'Onania : « J'aimerais mieux mourir que de paraître devant vous après un tel aveu. » L'on est, en effet, et l'on doit être plus infiniment porté à excuser celui qui, séduit par ce penchant que la nature a gravé dans tous les cœurs, dont elle se sert pour conserver l'espèce, n'a de tort que celui de ne pas s'arrêter au point limité par la loi ou par la santé : c'est un homme emporté par la passion, qui s'oublie ; l'on est bien plus porté à le justifier que celui qui pèche en violant toutes les lois, en renversant tous les sentimens, toutes les vues de la nature. Sentant combien il devrait être en horreur à la société, s'il en était connu, cette idée doit le bourreler sans cesse. « Il me semble, me marquait un de ces criminels, dans la même lettre dont j'ai cité un fragment plus haut, que chacun lit sur mon visage l'infâme cause de mon mal, et cette idée me rend la compagnie insoutenable. » Ils tombent dans la tristesse et dans le désespoir : on en a vu des exemples dans la quatrième section de cet ouvrage ; et ils éprouvent tous les maux qu'entraîne une tristesse soutenue, sans avoir, ce qui est affreux pour un criminel, aucun prétexte de justification, aucun motif de consolation. Et quels sont ces effets de la tristesse ? Le relâchement des fibres, le ralentissement de la circulation, l'imperfection des digestions, le manque de nutrition, les obstructions occasionnées par ces resserremens qui paraissent être l'effet le plus particulier de la tristesse, ces épanchemens d'humeurs qui sont une suite des resserremens : *Les couloirs du foie se ferment*, dit de Senac, *et la bile se répand par tout le corps ;* les spasmes, les convulsions, les paralysies, les douleurs, l'augmentation de l'angoisse à l'infini ; tous les accidens qui peuvent être une suite de ceux-ci.

Il est inutile de m'étendre davantage sur les dangers particuliers à la masturbation ; ils ne sont que trop réels et trop démontrés; je passe aux moyens de guérison.

ARTICLE III.

La Curation.

SECTION IX.

Moyens de guérisons proposés par les autres Médecins.

Il y a quelques maladies dans lesquelles on est presque sûr du succès des remèdes. Celles qui sont les suites des épuisemens vénériens, et, à plus forte raison, de la masturbation, n'entrent pas dans cette classe : et le pronostic qu'on peut en faire, quand elles sont parvenues à un certain degré, n'a rien que d'effrayant. Hypocrate a annoncé la mort. « C'est une misérable maladie, dit Boerhaave : je l'ai vue souvent, je n'ai jamais pu la guérir. » Van Swieten traita sans succès, pendant trois ans, le malade dont il parle. J'ai vu mourir misérablement de cette maladie. Il y a d'autres malades que je n'ai pas même pu soulager. Cependant, ces exemples ne doivent pas décourager : l'on en a de plus heureux. Il s'en trouve, dans la collection de l'Onania, dans les observations des médecins : ma propre pratique m'en a fourni quelques-uns.

Dans le même endroit où Hypocrate donne la description de la maladie, telle que je l'ai rapportée plus haut, il indique la curation. « Quand le malade se trouve dans cet état, dit-il, faites-lui des fomentations par tout le corps; ensuite, donnez-lui un remède qui le fasse vomir ; après cela, un autre qui purge la tête ; ensuite un qui purge par en bas. Il faut entreprendre cette cure, surtout au printemps. Après les purgatifs, l'on donne le petit-lait ou le lait d'ânesse ; après cela, le lait de vache pendant quarante jours. Pendant qu'il boira le lait, il ne mangera point de viande, et on lui donnera le soir une bouillie de froment. Après avoir fini l'usage du lait, on le nourrira de viandes les plus tendres, en commençant par une petite quantité, et on le rengraissera par ce moyen. Il évitera, pendant un an, toute débauche, tout exercice vénérien, et tout autre exercice immodéré ; il se bornera à des promenades, dans lesquelles il évitera le froid et le soleil. »

L'on voit qu'Hypocrate commence la cure par un vomitif et par une purgation : son autorité pourrait faire loi ; et cette loi, dans le plus grand nombre des cas, serait nuisible. Il est aisé de se retirer de cet embarras, en remarquant qu'il n'ordonne la purgation que dans la vue de détourner la fluxion qu'il supposait se jeter de la tête sur l'épine du dos, et que dans un autre endroit, il met ceux qui sont malades après des excès vénériens, dans le catalogue des personnes auxquelles il ne faut donner aucun purgatif, « parce que non seulement ils ne peuvent leur faire aucun bien, mais qu'au contraire, ils peuvent leur faire du mal. » Ainsi, c'est cette dernière règle qui doit être regardée comme générale ; la première forme une exception, et une exception qui même paraît fondée sur une théorie dont l'erreur est reconnue aujourd'hui, et qui ne doit, par-là même, avoir aucune force.

On trouve, dans la dissertation d'Hoffmann, que j'ai déjà souvent citée, deux observations qui doivent rendre très-circonspect sur l'usage de l'émétique : je les rapporterai l'une et l'autre. Un homme de cinquante ans, s'étant livré pendant long-temps à des excès en femmes, tomba dans la langueur, la maigreur, la consomption ; sa vue diminua insensiblement ; enfin, il ne voyait les objets que comme à travers un nuage : ce fut à cette époque qu'il prit un émétique, pour prévenir la fièvre qu'il craignait, après un long usage de viande de cochon fumée : le remède lui fit enfler la tête et le rendit totalement aveugle. Une prostituée publique, qui éprouvait un obscurcissement dans la vue toutes les fois qu'elle avait commerce avec un homme, ayant pris un émétique, perdit entièrement la vue.

Boerhaave paraît avoir voulu indiquer les difficultés de la guérison plutôt que les moyens de l'obtenir. « Il y a peu d'espérance de guérison, le lait passe trop facilement; l'exercice à cheval ne fait aucun bien à ces sortes de malades et ils se plaignent que ces remèdes les affaiblissent : effectivement l'exercice rend, dans l'erreur de leurs songes, l'écoulement de la semence plus abondant, et leur ôte en même-temps leurs forces. Lorsque le jour reparaît, ils ne quittent leurs lits que baignés de sueur et affaiblis par le sommeil, même ils ne peuvent supporter les aromatiques, dont les effets sont aussi dangereux. Les seules ressources, dans ce cas, sont les bons alimens, un exercice modéré du corps, les bains des pieds, et les frictions faites avec précaution. »

Parmi les consultations de ce grand homme, que de Haller a ajoutées à l'édition qu'il en a procurée, il y en a une pour un homme qui s'était rendu tout-à-fait inepte aux plaisirs de l'amour. « Un homme de trente ans s'est si fort affaibli les organes de la génération, que le sperme s'écoule toutes les fois qu'il a quelque commencement d'érection; car elle n'est jamais complète (1), et la semence n'est point lancée avec force, mais elle s'écoule goutte à goutte, ce qui le rend impuissant; il a la mémoire, l'estomac, les reins et les jambes totalement affaiblis. »

Boerhaave répondit : « Ces maladies sont toujours extrêmement difficiles à guérir ; elles ne se déclarent presque jamais que lorsque le corps affaibli fait que les remèdes restent sans effet. On peut essayer ce que produiront les suivans : 1. Un régime sec et léger, composé d'oiseaux, de viande de bœuf, de mouton, de veau, de chevreau, rôtie plutôt que bouillie, d'une petite quantité de bière excellente, de

---

(1) Ce simptôme est très-fréquent parmi les personnes qui se sont épuisées, et il contribue à entretenir l'épuisement; la plus petite tentation produit un commencement d'érection, qui est suivie d'un écoulement.

peu de vin, mais d'un vin très-fortifiant : 2. Beaucoup d'exercice, augmenté peu-à-peu jusqu'au commencement de lassitude, et toujours à jeun : 3. Des frictions avec une flanelle parfumée de la fumée d'encens, sur les reins, le bas-ventre, le pubis, les aînes, le scrotum, faites régulièrement le soir et le matin : 4. Il faut prendre de deux en deux heures, pendant le jour, une demi-drachme de l'opiat suivant :

« *R. terræ japon. dr. IV. opopanac. dr. V cort. peruv. dr. VI. cons. rosat. rubr. unc. I. oliban. dr. II. succ. acac. unc. ss. syrup. Kerm. q. s. f. l. a. cond.*

Et l'on boira par-dessus une demi-once du vin médicinal.

R. Rad. caryophill. mont. Pœn. mar. aa. unc. 1. cort. rad. cappar. tamarisc. a. unc. 1. ss. lign. agalloch. veri. unc. 1. vin. gall. alb. libr. VI. f. l. a. vin. med. »

J'espère, ajoutait Boerhaave, que le malade sera guéri, après en avoir fait usage deux mois. Mais il ne voulut point s'en servir, et il mourut au bout de quelques semaines, d'une dyssenterie maligne. Quel eût été l'effet du remède? C'est ce qu'on ne peut pas deviner. Zimmerman m'a écrit qu'il en avait fait faire usage à un malade pendant deux mois, sans aucun succès.

Hoffmann indique les précautions qu'il faut prendre, et les moyens qu'il faut employer. « Il faut éviter tous les remèdes qui ne conviennent pas aux personnes faibles, et qui peuvent affaiblir un corps déjà énervé : tels sont tous les astringens ; ceux qui sont trop rafraîchissans, les saturnins, les nitreux, les acides, et surtout les narcotiques ; ils nuisent dans tous les cas de cette espèce, et malheureusement on ne laisse pas que d'en faire souvent usage.

« Le but qu'on doit se proposer, c'est de rétablir les forces et de rendre aux fibres le ton qu'elles ont perdu. Les remèdes chauds, volatils, aromatiques, ceux qui ont une odeur forte et agréable, ne conviennent pas ici; il ne faut que des alimens doux, et propres à réparer cette substance nutritive, gélatineuse, que les évacuations immodérées ont détruite; tels sont les bouillons forts de bœuf, de veau, de chapon, avec un peu de vin, de suc de citron, de sel, de noix muscade, et de clous de girofle. On joint avec succès à cet usage celui des remèdes qui favorisent la transpiration, et qui raniment le ton languissant des fibres. »

Dans une autre consultation, pour un masturbateur, il ordonnait de prendre tous les matins une mesure de lait d'ânesse, coupé avec un tiers d'eau de Selter.

Il serait inutile de citer les préceptes ou les observations d'autres auteurs. Je me contenterai de rapporter un cas très-utile, tel qu'il se trouve dans une thèse de Weszprime, qui renferme quatorze observations, toutes intéressantes (1).

---

(1) C'est la septième observation. Cette thèse, bien digne d'être lue, se trouve, avec un très-grand nombre d'autres petits ouvrages, presque tous excellens, et introuvables partout ailleurs, dans la belle collection des thèses pratiques, que Heller, qui désire l'avancement de la médecine avec autant de zèle que de discernement, s'est donné la peine de publier sous ce titre; *Disputationes ad morborum historiam et curationem facientes*. Lauzan. 1758. Le nom de l'éditeur est le garant du mérite de l'ouvrage, qui va devenir une

W. Conybeare, âgé de trente ans, avait depuis six ans la vue si obscurcie, sans aucun vice apparent dans l'œil, qu'il voyait tous les objets comme à travers d'un nuage épais. Il avait été successivement dans les trois hôpitaux les plus célèbres de Londres, Saint-Thomas, Saint-Barthélemy et Saint-Georges : enfin il y a deux ans qu'il se rendit dans le nôtre. Partout, après les autres remèdes, on avait essayé si la salivation mercurielle pourrait le guérir de cette espèce de goutte sereine. Les médecins étaient lassés, et le malade entièrement découragé. L'interrogeant en particulier, et avec beaucoup de soin, sur sa maladie, il me dit que de temps en temps il se sentait mal tout le long de l'épine du dos, surtout quand il se courbait pour prendre quelque chose, que ses jambes étaient si faibles, qu'il pouvait à peine être debout une minute sans s'appuyer, autrement les jambes lui tremblaient, et il avait un vertige et un éblouissement ; que sa mémoire était si fort affaiblie, que quelquefois il paraissait stupide ; et je vis moi-même qu'il était extrêmement décharné. Tout cela me fit soupçonner que la goutte sereine pourrait bien n'être qu'un symptôme d'une maladie plus fâcheuse, et que le malade était attaqué d'une véritable consomption dorsale.

Je le sollicitai vivement à m'avouer s'il ne s'était jamais souillé de l'abominable crime d'Onan, qui détruit entièrement les parties balsamiques du fluide nerveux. Après bien des délais,

---

des bases des bibliothèques de pratique. La pièce que je cite est *Stephani Weszprimy observationes medicæ*. Trajecti, 1756. *Voyez* t. 6, p. 804.

il l'avoua en rougissant. Je lui ordonnai de prendre le soir deux pillules mercurielles, dont chacune contenait six grains de mercure doux, et le lendemain une once de sel purgatif, et de réitérer quatre fois dans quinze jours. Au bout de ce terme, je le fis vivre, suivant l'ordonnance d'Hypocrate, dans un cas semblable, uniquement de laitage pendant quarante jours. Dans le même temps il se faisait frotter deux ou trois fois par semaine, en se couchant. A la fin de cette cure, il revint de la campagne en beaucoup meilleur état que quand il était parti. Je lui conseillai ensuite le bain froid, pendant trois semaines ; il le prenait à jeûn, à huit heures du matin, de deux jours l'un. Pendant deux mois il prit deux fois par jour l'électuaire minéral et le julep volatil, auxquels il joignait les frictions et les bains des pieds. Ces secours rétablirent si bien sa santé, qu'il voulait reprendre l'exercice de sa profession, qui était la boulangerie ; mais je lui conseillai de se vouer à quelqu'autre, craignant que l'inspiration de la farine qui s'élève en pétrissant, ne formât, dans un estomac et dans une poitrine encore faibles, une colle, dont les effets auraient pu être dangereux.

Sthelin soulagea le malade dont j'ai parlé, Sec. II. page 17, par des bains fortifians, la teinture de mars de Ludovic, et des bouillons apéritifs.

Les principaux remèdes de l'Onania, sont des secrets qu'il s'est réservés. L'on voit en général, et cette observation est importante, qu'il n'employait aucun évacuant, et que les roborans seuls en étaient la base, sous le nom de teinture fortifiante, *the strenthening tincture*, et de poudre prolifique, *the prolific powder*. Ils agissent sans que leur action produise aucun effet sensible ; mais , ce sont les termes de l'auteur , ils *enrichissent* , ils *fortifient* , ils *nourrissent* les parties génitales de l'un et de l'autre sexe , ils leur donnent une nouvelle force , ils favorisent la génération de la semence ; ils relèvent puissamment les forces d'une nature accablée ; en un mot , comme tous les secrets , ils opèrent tout ce qu'on leur demande. Il y a un troisième remède inconnu , sous le nom de *potion restaurante* , qui agit aussi très efficacement ; et en effet , si l'on doit ajouter foi à tous les témoignages qui déposent en faveur de ces remèdes , ils ont sans doute beaucoup de vertu. Outre ces trois *arcanes* , il donne quelques formules : l'une est une potion composée d'ambre , d'aromates et de quelques autres remèdes de la même classe ; une seconde est un liniment composé d'huiles essentielles , de baumes , de teintures âcres ; l'une et l'autre de ces compositions me paraissent trop stimulantes , et, comme elles n'ont pour elles aucune expérience, j'en omets la description : il en indique deux autres qui paraissent plus convenables.

Décoction.

R. Flor. siccat. lamii (1) *mpl. VI. radic. cyper. et galang. aa. unc. II. rad. bistort. unc. I. rad. osmund. regal. unc. II. flor. ros. rubr. mpl. IV. Ichthyocoll. unc. III.*

Scissa tuf. mixt. cum aquæ quarc VIII ad

(1) Il ne désigne point l'espèce : ce ne peut être que le *lamium albumwhite Archangel* , ou le *lamium maculatum.*

quartæ part. evaporat. coquant. pour prendre tous les jours un quart (1).

Injection.

R. Sacchari Saturni vitriol. alb. alum. rup. aa. dr. 1. aq. chalyb. fabror. pint. 1. ss. per dies decem igne arenæ digerantur : add. spir. vin. camphr. cochl. III.

On trouvera de très-sages vues applicables à la maladie dont je traite, dans un livre qui vient de paraître intitulé : *Précis de Médecine-pratique*, par Lieutaud, médecin des Enfans de France, qui, après s'être fait un nom distingué parmi les anatomistes et les physiologistes, vient de s'assurer, par cet ouvrage, un des premiers rangs parmi les praticiens. Les chapitres relatifs à la consomption dorsale, sont ceux qui ont pour titre : *Calor morbosus*, chaleur morbifique, maladie, pour le dire en passant, très-fréquente, dont personne n'avait parlé, que l'on traite souvent très-mal, comme je m'en suis plaint ailleurs, et dont Lieutaud a développé le premier les symptômes, la nature et le traitement ; *vires exhaustæ*, l'épuisement; et *anæmia*, qu'on peut traduire *le manque de sang*, chapitre très-intéressant, qui est tout entier à l'auteur.

Lewis, dont je n'avais pu me procurer l'ouvrage avant l'impression de la première édition du mien, est celui de tous qui s'est le plus étendu sur la cure. J'ai eu le plaisir de voir que nous étions parfaitement dans les mêmes idées,

(1) Le quart Anglais est la même mesure que la pinte de Paris.

et que nous employions les mêmes remèdes, et surtout le kina et les bains froids, conformité qui me paraît prouver en faveur de la méthode que nous avons suivie l'un et l'autre. Je ne rapporterai ici que les deux aphorismes qui renferment la substance de sa doctrine; je me servirai de quelques passages de l'explication qu'il y ajoute, pour confirmer, dans la section suivante, ma propre pratique.

« La cure de cette maladie, dit cet habile médecin, dépend de deux articles : ce qu'il faut éviter et ce qu'il faut faire ; et les remèdes n'ont aucun efficace si l'on n'apporte pas une grande attention à tout ce qui regarde les choses non naturelles, ou toutes les branches du régime. Un air sain est de la plus grande importance. La diète doit être fortifiante sans échauffer. Le sommeil ne doit pas être trop long, et il faut dormir à des heures convenables. L'on doit prendre un exercice modéré, surtout à cheval. Si les évacuations naturelles se font irrégulièrement, il faut les mettre dans l'ordre. Le malade doit chercher à se distraire par la compagnie, ou par les plaisirs innocens.

« Tous les remèdes doivent être tirés de deux classes, les balsamiques et les fortifians.

Il recommande toujours, au lieu du thé, qui est toujours, dit-il, très-nuisible aux nerfs, l'infusion de mélisse ou de menthe, en mettant, dans chaque tasse, une cuillerée d'une mixture balsamique, composée de crême et de jaunes d'œufs battus ensemble, avec deux ou trois gouttes d'huile de canelle, ce qui fait une boisson dont le palais et l'estomac s'accomodent très-bien, comme j'ai eu occasion de le remarquer moi-même ; et ce remède est en effet véritablement balsamique et fortifiant. Mais je placerai ici une remarque qui peut être utile ; c'est que Lœvis indique, parmi les fortifians qu'il conseille, les remèdes tirés du promb ; et je me fais un devoir d'avertir que, malgré son autorité et celle de quelques autres médecins respectables, l'usage intérieur des préparations de plomb est un véritable poison, de l'aveu presqu'unanime de tous les médecins : j'en ai vu les effets les plus tristes, et l'impudente imprudence des charlatans ne fournit que trop d'occasions d'en observer de tels.. Si on veut le conserver, comme celui de quelques autres poisons, qu'au moins l'administration en soit réservée à ceux qui sont en état de connaître ses dangers et ses vertus, et qu'on ne l'indique pas sans précaution dans des ouvrages destinés au public.

Je finirai cette section par la méthode que Stork emploie dans ces maladies ; elle est très-simple et très-efficace. En comparant toutes ces méthodes, on verra qu'elles sont toutes fondées sur les mêmes principes ; qu'elles tendent au même but, et qu'elles emploient des moyens très-ressemblans les uns aux autres; conformité qui fait l'éloge de la méthode, et inspire de la confiance. « On commence, dit Storck, par les nourrir de bouillons succulens. Le riz, les gruaux d'avoine, ceux d'orge, cuits avec du bouillon ou du lait, et le lait, sont très-utiles; mais il faut observer d'en faire prendre peu et souvent. Si l'estomac était si fort affaibli, comme cela arrive quelquefois, quand la maladie a fait de grands progrès, qu'il ne pût pas même soutenir ces alimens sans de grandes angoisses, il faut donner une nourrice au malade, ce qui en a quelquefois tiré de l'état le plus fâcheux. On redonne de la force et de l'action aux fibres relâchées, par l'usage du vin avec le fer, le kina et la canelle : dès que le malade a assez de force pour se promener, il lui est extrêmement utile d'aller dans un air de campagne très-pur, ou de montagne.

SECTION X.

Pratique de l'Auteur.

Il y a quelques maladies desquelles il est difficile de démêler exactement la cause, et par là-même, de déterminer l'indication et de régler le traitement, mais qui se guérissent avec assez de facilité, quand on est parvenu à ce point : il n'en est pas de même dans la consomption dorsale. L'on sait quelle est la maladie ; l'on en connaît la cause ; c'est, comme le dit Lewis, « une espèce particulière de consomption, dont la cause prochaine est une faiblesse générale des nerfs. » L'indication est aisée à former ; l'on ne peut pas être partagé, par-là même, sur l'essentiel du traitement ; mais souvent le meilleur traitement échoue : c'est une raison de plus pour en fixer les détails avec exactitude. Le relâchement général des fibres, la faiblesse du genre nerveux, l'altération des fluides, sont la cause du mal. Il dépend de toutes les parties : il faut leur rendre leur force, c'est l'unique indication. Elle a ses subdivisions tirées des différentes parties affaiblies ; mais comme les mêmes remèdes servent à les remplir toutes, il est inutile de les détailler ici : elles l'ont été dans le cours de cet ouvrage.

Ceux qui ignorent parfaitement la médecine,

et qui en parlent cependant plus que ceux qui la savent, croiront qu'il est fort aisé de remplir cette indication, et qu'avec de bons alimens et des cordiaux dont nos boutiques abondent, on fortifie bien aisément : de tristes expériences ont, au contraire, appris aux plus grands médecins que rien n'était plus difficile.

« Il est bien aisé, dit Gotter, de diminuer les forces ; l'on n'a presqu'aucun secours pour les réparer ». On le comprendra aisément, si l'on réfléchit que les alimens et les remèdes ne sont autre chose que les instrumens dont la nature se sert pour s'entretenir, réparer ses pertes, et remédier aux dérangemens qui surviennent dans le corps. Et qu'est-ce que la nature ? « L'aggrégat des forces du corps, distribuées harmoniquement. C'est la force vitale, distribuée respectivement dans les différentes parties. Quand les forces sont épuisées, c'est donc la nature qui est en défaut ; c'est l'architecte ouvrier qui ne fonctionne plus ; donnez-lui des matériaux tant que vous voudrez, il est hors d'état de les employer. Vous pouvez l'enterrer avec son bâtiment, sous la pierre, le bois et le mortier, sans qu'il se sépare un seul pouce de muraille. Il en est de même des maladies qui dépendent de la destruction des forces : les alimens ne réparent point, et les remèdes n'agissent point. J'ai vu des estomacs si affaiblis, que les alimens n'y reçoivent pas plus de préparation que dans un vaisseau de bois, quelquefois ils s'y arrangent suivant les lois de leurs gravités spécifiques ; et, quand enfin une nouvelle dose irrite l'estomac par son poids, on les voit ressortir successivement par un léger effort, très-séparés les uns des autres. D'autres fois, par un plus long séjour, ils s'y corrompent, et on les vomit tels qu'ils seraient, si on les eût laissé gâter dans un bassin d'argent ou de porcelaine. Que doit-on espérer des alimens, dans des cas de cette espèce ?

L'épuisement n'est pas aussi considérable dans tous : il en est dans lesquels les forces ne sont qu'affaiblies, sans être totalement détruites ; il reste alors quelques ressources dans les alimens, et même dans les remèdes. Ce qui reste de la nature, tire quelque parti des premiers, et les derniers doivent être de ceux qu'on a remarqués propres à ranimer ce principe d'action vitale qui s'éteint : ce sont les secours étrangers dont on aide l'architecte, pour qu'il puisse travailler à son ouvrage, en dépensant le moins possible de ses forces ; c'est d'autresfois le coup d'éperon qu'on donne à un cheval faible, pour qu'il fasse un effort dans un mauvais pas. Mais qu'il faut d'habileté et de prudence pour savoir juger, d'un coup-d'œil, la profondeur du bourbier, la force de l'animal, et les comparer ! Si l'ouvrage est au-dessus de ses forces, ce coup d'éperon l'obligera, il est vrai, a un effort ; mais si cet effort ne peut pas le mettre en bon chemin, il ne fera que l'épuiser totalement.

La faiblesse produite par la masturbation offre une difficulté dans le choix des remèdes fortifians, qui ne se présente pas dans d'autres cas ; c'est qu'il faut éviter avec grand soin ceux qui, en irritant, pourraient réveiller l'aiguillon de la chair. C'est une loi de la mécanique animale, si différente de l'inanimée, et si peu soumise aux mêmes règles, que, quand les mouvemens s'augmentent, l'augmentation est plus considérable dans les parties qui en sont les plus susceptibles : ce sont, chez les masturbateurs, les parties génitales ; c'est donc dans ces parties que l'effet des remèdes irritans se manifestera le plus sensiblement ; et les suites dangereuses de cet effet ne peuvent rendre trop circonspect sur les moyens qu'on emploie. Quels peuvent-ils donc être ? C'est ce que j'examinerai après avoir détaillé le régime. Je suivrai dans ce détail la division ordinaire des six choses non naturelles : l'air, les alimens, le sommeil, les mouvemens, les évacuations naturelles et les passions.

L'air.

L'air a sur nous l'influence que l'eau a sur les poissons, et même une beaucoup plus considérable. Ceux qui savent à quel point cette première influence s'étend, qui n'ignorent pas que les gourmets connaissent non-seulement la rivière, mais encore l'endroit de la rivière où un poisson a été pris, et qu'ils distinguent :

..... Lupus hic Tiberinus, an alto
Captus hiet, pontesne inter jactatus, an amnis
Ostia sub Tusci ?

ceux-là, dis-je, sentiront combien il importe pour les malades de respirer un air plutôt qu'un autre. Ceux qui sont entrés une fois en leur vie dans une chambre qu'on habite sans l'aérer, ceux qui auront côtoyé des marais dans les chaleurs, habité dans les lieux bas, entourés d'éminences de tous côtés ; ceux qui auront passé d'une ville peuplée dans la campagne, qui auront respiré l'air au lever du soleil ou à midi, avant ou après une pluie ; tous ces gens-là, dis-je, comprendront comment l'air peut influer sur la santé :

Temperie cœli corpusque animusque juvatur.

Les faibles ont plus besoin du secours d'un

air pur que les autres ; c'est un remède qui agit (et c'est peut-être le seul), sans le concours de la nature, sans employer ses forces ; il est par-là même de la plus grande importance de ne pas le négliger. Celui qui convient le mieux à une anatomie générale, c'est un air sec et tempéré : un air humide, un air trop chaud, sont pernicieux. Je connais un malade de cette espèce, que les grandes chaleurs jettent dans un épuisement total, et dont la santé varie en été, suivant l'alternative des jours plus ou moins chauds. Un air trop froid est beaucoup moins à craindre, et cela doit nécessairement être ainsi : la chaleur relâche les fibres déjà trop lâches, et dissout les humeurs déjà trop fondues ; le froid, au contraire, remédie à ces deux maux. Quand les Caraïbes sont attaqués de paralysie, à la suite de ces terribles coliques convulsives auxquelles ils sont sujets, lorsqu'on ne peut pas les envoyer aux bains chauds qu'on trouve dans le nord de la Jamaïque, on se contente de les envoyer dans quelque endroit plus froid que leur pays ; et ce seul changement d'air opère toujours très-favorablement. Une autre qualité essentielle de l'air, c'est qu'il ne soit point chargé de particules nuisibles ; qu'il n'ait point perdu, par son séjour dans des lieux habités, cette espèce de qualité vivifiante qui en fait toute l'efficace, et qu'on pourrait appeler l'esprit vital, aussi nécessaire aux plantes qu'aux animaux ; et tel est l'air qu'on respire dans une campagne bien aérée et jonchée d'herbes, d'arbres et d'arbrisseaux.

Que le malade, dit Aretée, demeure auprès des prés, des fontaines et des ruisseaux, les exhalaisons qui en émanent, et la gaité que ces objets inspirent, fortifient l'ame, animent les forces, et rétablissent la vie. L'air de la ville, sans cesse inspiré et expiré, continuellement rempli d'une foule de vapeurs ou d'exhalaisons infectes, réunit les deux inconvéniens d'avoir moins de cet esprit vital, et d'être chargé de particules nuisibles. Celui de la campagne possède les deux qualités opposées; c'est un air vierge, et un air imprégné de tout ce qu'il y a de plus volatil, de plus agréable, de plus cordial dans les plantes, et de la vapeur de la terre, qui elle-même est très-salubre. Mais il serait inutile de se choisir une demeure dans un bon air, si on ne le respirait pas; l'air des chambres, si on ne le renouvelle pas continuellement, est à peu près le même dans toutes: ce n'est presque pas en changer que de passer d'une chambre fermée en ville, dans une chambre fermée à la campagne. L'on ne jouit de toute la salubrité d'une atmosphère saine, qu'en plein champ. Si les infirmités ou la faiblesse ne permettent pas de s'y transporter, l'on doit renouveller plusieurs fois par jour l'air dans la chambre, non pas en ouvrant simplement une porte ou une fenêtre, ce qui le renouvelle peu, mais en faisant passer dans la chambre un torrent d'air frais, en ouvrant tout-à-la-fois dans deux ou trois endroits opposés. Il n'y a aucune maladie qui n'exige cette précaution; mais alors il convient de soustraire le malade à une trop grande impression; ce qui est toujours très-aisé.

Il est aussi extrêmement important de respirer l'air du matin: ceux qui s'en privent pour rester dans une atmosphère étouffée entre quatre rideaux, renoncent volontairement au meilleur, et peut-être au plus fortifiant de tous les remèdes. La fraîcheur de la nuit lui a rendu tout son principe vivifiant; et la rosée qui s'évapore peu à peu, après s'être chargée de tout le baume des fleurs sur lesquelles elle a séjourné, le rend véritablement médicamenteux. L'on nage au milieu d'une essence de plantes qu'on inspire continuellement, et dont rien ne peu suppléer le bon effet. Le bien-être, la fraîcheur, la force, l'appétit qu'on sent pendant le reste du jour, en est une preuve à la portée de tout le monde, plus forte que tout ce que je pourrais ajouter. J'en ai vu encore très-récemment les effets les plus sensibles sur quelques personnes valétudinaires ; sur celles surtout qui étaient hypocondriaques ; elles éprouvaient de la manière la plus marquée, que si elles humaient l'air au lever du soleil, elles se sentaient beaucoup plus gaies le reste du jour ; et ceux qui le passaient avec elles, n'auraient pas pu se tromper à cette marque sur l'heure de leur lever. L'on sent combien cet effet est important pour les malades de la consomption dorsale, qui sont si souvent hypocondriaques. Le retour de la gaîté démontre seul, d'une façon invincible, un amendement général dans la santé.

Les alimens.

L'on doit être guidé dans le choix des alimens, par ces deux règles 1°. Ne prendre que des alimens qui, sous un petit volume, contiennent beaucoup de nourriture, et qui se digèrent aisément. C'est l'aphorisme de Sanctorius : *Coïtus immoderatus postulat cibos paucos et boni nutrimenti.* 2° Eviter tous ceux qui ont de l'acreté. Il est important de rendre à l'estomac toutes ses forces, et rien ne détruit plus la force des fibres animales qu'une extension forcée ; ainsi, si l'on dilatait l'estomac par la quantité des alimens, on l'affaiblirait journellement. D'ailleurs, s'il est trop rempli, les personnes faibles éprouvent un état de malaise, d'angoisse, de faiblesse et de mélancolie, qui augmente tous leurs maux. L'on prévient ces deux inconvéniens en choisissant des alimens tels que je les ai indiqués, et en n'en prenant que peu à la fois, mais fréquemment. Il est essentiel qu'ils puissent donner aisément ce qu'ils ont de nutritif. L'estomac n'étant pas en état de digérer ce qui se digère difficilement, son action, extrêmement languissante, serait totalement détruite par des alimens, ou trop durs, ou propres à diminuer ses forces.

L'on peut, sur ces principes, former le catalogue de ceux qui conviennent dans ce cas et de ceux qu'on doit exclure. Dans la dernière classe sont toutes les viandes naturellement dures et indigestes, telles que celles de cochon, toutes celles des vieilles bêtes, celles que l'art a durcies au moyen du sel et de la fumée, préparation qui les rend en même temps âcres : toutes celles qui sont trop grasses : les autres graisses quelconques, qui relâchent les fibres de l'estomac, diminuent l'action déjà trop faible des sucs digestifs, restent indigestes, disposent à des obstructions, et acquièrent, par leur séjour, un caractère d'acreté qui, irritant continuellement, donne de l'inquiétude, des douleurs, de l'insomnie, de l'angoisse, de la fièvre. Il n'y a rien, en un mot, dont les personnes qui ne digèrent pas doivent se garder avec plus de soin, que des choses grasses. Les pâtes non fermentées, surtout quand elles sont pétries avec des graisses, sont une autre espèce d'aliment très fort au-dessus des forces d'un mauvais estomac. Les herbes potagères, en produisant des gonflemens qui le distendent, et qui gênent en même temps la circulation dans les parties voisines, sont également nuisibles ; telles sont généralement toutes les espèces de choux, les légumes à cosse, et ceux qui ont un goût et une odeur extrêmement âcres, dernière qualité qui les rend nuisibles, indépendamment des flatuosités.

Les fruits, qui sont si salutaires dans les maladies aiguës et inflammatoires dans les obstructions, surtout dans celles du foie, et dans plusieurs autres maladies, ne conviennent jamais dans ces cas : ils affaiblissent, ils relâchent, ils énervent les forces de l'estomac ; ils augmentent la dissolution du sang déjà trop aqueux : mal digérés, ils fermentent dans l'estomac et dans les intestins, et cette fermentation développe une quantité étonnante d'air qui produit des distensions énormes qui dérangent absolument le cours de la circulation. J'ai vu cet effet être si considérable chez une femme, pour avoir mangé trop de fruits rouges, vingt-quatre heures après une couche très heureuse, que le ventre était tendu, au point de devenir livide : elle était dans l'assoupissement, et son pouls presque imperceptible. Les fruits laissent aussi dans les premières voies un principe acide, propre à occasionner plusieurs accidens fâcheux : ainsi il faut presque entièrement s'en priver. Les jardinages crus, le vinaigre, le verjus, ont les mêmes inconvéniens, et méritent la même exclusion.

Quoique le catalogue des alimens défendus soit long, celui des alimens permis l'est encore davantage. Il comprend toutes les viandes d'animaux jeunes, nourris dans de bons endroits, et bien nourris : telles sont surtout celles de veau, de jeune mouton, de jeune bœuf, de poulet, de pigeon, de poulet d'Inde, de perdreaux.. Les alouettes, les grives, les cailles, les autres gibiers, sans être absolument interdits, ont cependant des inconvéniens qui ne permettraient pas d'en faire un usage journalier. Le poisson est dans le même cas.

L'on doit non seulement choisir les viandes avec soin, il faut encore les préparer convenablement. La meilleure façon, c'est de les rôtir à un feu doux, qui conserve leur suc, et qui ne les dessèche pas, ou de les cuire lentement dans leur propre jus. Celles qu'on fait bouillir avec beaucoup d'eau donnent au bouillon tout ce qu'elles ont de succulent, et restent incapables de nourrir ; souvent elle ne sont que des fibres charnues dénuées de leurs sucs, et chargées d'eau, également insipides au goût et indigestes à l'estomac. Il est très-ordinaire de voir des personnes faibles, fort éloignées de tout soupçon de friandise, qui ne peuvent point en manger sans sentir que leur estomac souffre. Plus les viandes sont tendres, moins elles soutiennent cette préparation, qu'on devrait réserver, quant aux malades, pour tirer des viandes dures ce qu'elles ont de nourrissant.

Quelques soins qu'on donne à la préparation de la viande, il est des personnes qui ne peuvent pas la digérer : on est réduit à ne leur en donner que le jus, qu'on exprime après l'avoir fait médiocrement cuire ; mais, comme il se corromprait très-aisément, il faut y joindre un peu de pain, et une petite dose de jus de citron, ou un peu de vin : un tel mélange est tout ce qu'on peut employer de plus nourrissant. Quelques écrivisses cuites et écrasées dans le bouillon, en relèvent le goût et le rendent peut-être encore plus fortifiant ; mais elles ont le double inconvénient d'être un peu échauffantes, et de rendre le bouillon plus susceptible d'une prompte corruption ; ainsi il faut être sur ses gardes à ces deux égards. Le pain et le jardinage n'ont pas l'avantage de réunir beaucoup de nourriture sous un petit volume ; mais leur usage, surtout celui du pain, est absolument indispensable pour prévenir non seulement le dégoût que l'usage d'un régime tout animal ne manquerait pas de produire, mais encore la putridité qui en serait une suite, si on ne le mêlait pas de végétaux. Sans cette précaution, l'on verrait bientôt éclore, dans les premières voies, l'alkali spontané, et tous les désordres qu'il peut entraîner. J'ai vu les plus grands accidens produits par ce régime, chez des personnes faibles à qui on l'avait ordonné. Un des symptômes les plus ordinaires, est l'altération : ils sont obligés de boire, et la boisson les affaiblit : d'ailleurs, elle se mêle difficilement avec les humeurs, parce que ce mélange dépend de l'action des vaisseaux qui est très-languissante; et si, par un malheur très ordinaire chez ceux qui ne prennent que peu de mouvement, l'action des reins diminue, les liquides passent dans le tissu cellulaire, et forment d'abord des œdèmes, et enfin des hydropisies de toutes les espèces.

L'on prévient ces dangers en mariant toujours le régime végétal avec l'animal. Les meilleures herbes sont les racines tendres et les herbes chicoracées, les cardes et les asperges. Il y en a d'autres qui, quoique fort tendres, incommodent, parce qu'elles rafraîchissent trop ; elles amortissent la force de l'estomac.

Les graines farineuses, préparées et cuites en crême avec du bouillon de viande, font un aliment qui n'est point à mépriser ; il réunit ce qu'il y a de plus nourrissant dans les deux règnes, et le mélange prévient le danger de chaque aliment donné seul ; le bouillon empêche la farine de s'aigrir, la farine empêche le bouillon de pourrir. L'on s'aperçoit aisément, en lisant les observateurs avec un peu de réflexion, que les maladies sont plus malignes dans le nord de l'Europe que dans sa partie moyenne ; cela ne viendrait-il pas de ce que l'on y mange plus de viande et moins de végétaux !

Ce que j'ai dit plus haut des fruits n'empêche pas, quand l'estomac conserve encore quelque force, qu'on ne puisse, de temps en temps, s'en permettre une petite quantité, des mieux choisis pour l'espèce et la maturité : les plus aqueux sont ceux qui conviennent le moins.

Les œufs sont un aliment du genre animal, et un aliment extrêmement utile : ils fortifient beaucoup et se digèrent aisément, moyennant qu'ils ne soient que peu ou point cuits, car dès que le blanc est durci, il ne se dissout plus ; il devient pesant, indigeste et ne répare pas : c'est alors l'aliment des estomacs qui digèrent trop, et non de ceux qui ne digèrent point. La meilleure façon de les manger, c'est de les avaler en sortant de la poule, sans coction ; ou de les manger à la coque après les avoir seulement plongé trois ou quatre fois dans l'eau bouillante, ou délayé dans du bouillon chaud qui ne bouille pas.

Enfin une dernière espèce d'aliment, c'est le lait : il réunit toutes les qualités qu'on désire ; il n'a aucun des inconvéniens qu'on craint. C'est le plus simple, le plus facile à assimiler, celui qui répare le plus promptement ; tout préparé par la nature, on ne risque point de le gâter par la préparation artificielle, il nourrit comme le jus de viande, et n'est point susceptible de putridité ; il prévient l'altération ; il tient lieu d'aliment et de boisson ; il entretient toutes les secrétions; il dispose à un sommeil tranquille : en un mot, il est propre à remplir toutes les indications qui se présentent dans ce cas, et Lœvis l'a vu produire les meilleurs effets. Pourquoi donc ne l'emploie-t-on pas toujours, et ne le substitue-t-on pas à tous les autres alimens, par une raison qui lui est particulière, qui en dénature souvent l'effet, et qui fait qu'il en produit quelquefois un très-différent de celui qu'on espérait, et qu'on avait lieu d'attendre ? Cette raison, c'est l'espèce de décomposition à laquelle il est sujet. Si la digestion n'en est prompte, s'il séjourne trop long-temps dans l'estomac, ou si sans y séjourner long-temps, il y trouve des matières propres à hâter cette décomposition, il éprouve les changemens que nous lui voyons subir sous nos yeux ; la partie butireuse, la caseuse et la séreuse se séparent ; le petit-lait occasionne quelquefois une diarrhée prompte, d'autres fois il passe par les voies urinaires, ou par la transpiration, sans nourrir; les autres parties, si elles restent dans l'estomac, ne tardent pas à le molester, à occasionner des maladies, des gonflemens, des nosées, des coliques : si l'on ne s'en sent pas incommodé d'abord, c'est qu'elles passent dans les intestins, où elles peuvent, il est vrai, séjourner un certain temps sans nuire sensiblement, mais elles y acquièrent une âcreté singulière ; et, au bout d'un certain temps, elles produisent des accidens que le délai n'a pas rendu moins dangereux ; et l'on peut établir comme une loi qui doit rendre extrêmement circonspect, quand on ordonne le lait dans des cas graves ; que si c'est l'aliment dont la digestion est la plus aisée, c'est aussi celui dont l'indigestion est la plus fâcheuse. L'on a vu plus haut les difficultés que Boerhaave trouvait dans son usage ; mais, quelques grandes qu'elles soient, les avantages qu'on peut en retirer sont assez considérables, pour qu'on cherche tous les moyens possibles de les surmonter, et heureusement il y en a. L'on peut les ranger sous deux classes : les attentions du régime, et les remèdes. Je renverrai l'examen de ceux-ci à un des articles suivans.

Les attentions du régime sont, premièrement, le choix du lait : pour quelque espèce qu'on se détermine, la femelle qui le fournit doit être saine et bien conduite; en second lieu, il faut éviter, pendant qu'on le prend, tous les alimens qui peuvent l'aigrir; et tels sont tous les fruits, tant crus que cuits, et en général tout ce qui a de l'acidité : troisièmement, il faut le prendre dans des temps fort éloignés des autres alimens : il n'aime aucun mélange : quatrièmement, n'en prendre que peu à la fois : cinquièmement, avoir l'estomac, le bas-ventre et les jambes extrêmement au chaud, et surtout, sixièmement (sans cette précaution, toutes les autres seraient très-inutiles), se modérer extrêmement sur la quantité des alimens, même les mieux choisis. L'on ne doit, pendant qu'on prend le lait, donner aucun travail à l'estomac; la plus petite surcharge, la plus légère indigestion y laisse un principe de corruption qui corrompt sur-le-champ le lait, et du plus sain des alimens peut faire un poison quelquefois violent, et au moins toujours très-nuisible.

Quel lait mérite la préférence ? Pour répondre à cette question, je n'entrerai point dans l'examen des différentes sortes de lait : ce serait prolonger mon ouvrage par un hors-d'œuvre ; l'on a là-dessus plusieurs secours et peut-être point de meilleur qu'une dissertation, aujourd'hui fort rare, de feu d'Apples, docteur en médecine, et professeur en grec et en morale dans cette académie. L'on n'emploie presque plus aujourd'hui que celui de femme, d'ânesse, de chèvre et de vache. Chacun a ses qualités différentes; c'est la comparaison de ces qualités et indications qu'offre la maladie, qui doit déterminer le choix qu'on fait de l'un ou de l'autre. Il y a peu de cas dans lesquels celui de vache ne puisse pas tenir lieu de tous les autres. L'on croit généralement celui de femme plus fortifiant : c'est l'idée des plus grands maîtres, mais l'on appuie cette opinion sur un fondement ruineux, qui est l'usage qu'elle fait de viandes, sans réfléchir que dans le même temps on donne la préférence à celui d'une robuste paysanne qui n'en mange point, ou du moins très-peu, et qui ne vit que de pain et de végétaux. Je crois cependant qu'on pourrait l'essayer avec succès; les belles cures opérées par son usage ne laissent aucun doute sur son efficace ; mais il a un inconvénient qui lui est particulier, c'est qu'il doit être pris immédiatement au mamelon qui le fournit : c'est une précaution dont Galien a déjà connu la nécessité ; et en se moquant de ceux qui ne veulent pas s'y astreindre, il les renvoie, *comme des ânes, au lait d'ânesse* : mais le vase n'exciterait-il point des désirs qu'on cherche à amortir, et ne serait-on point exposé à voir renouveler l'aventure du prince dont Captivaccio nous a conservé l'histoire ?

On lui donna deux nourrices ; le lait produisit un si bon effet, qu'il le mit à même de lui en fournir de plus frais au bout de quelques mois, s'il se trouvait en avoir besoin.

L'on croit que le lait d'ânesse est le plus analogue à celui des femmes ; mais, qu'on me permette de le dire, c'est une assertion d'opinion plus que d'expérience. Il est le plus séreux, et par-là même le plus relâchant : c'est une erreur funeste de le croire le plus fortifiant. Des observations journalières démontrent le contraire, et prouvent que non seulement il n'est pas le plus efficace, mais que peut-être il l'est le moins. Je n'en ai pas toujours vu de bons effets, et je ne suis pas le seul : « Il me semble, m'écrivait de Haller, que ce lait d'ânesse fait rarement ce qu'on lui demande. » L'inutilité est un bien grand défaut dans un remède sur lequel on fonde la guérison des maladies les plus graves. Hoffmann le conseillait dans le cas où il y avait tout-à-la fois épuisement et cupidité.

Avant que de quitter ce qui regarde les alimens, je dois finir par le conseil d'Horace ; c'est de ne pas faire des mélanges.

——————— Nam variæ res
Ut noceant homini, credas, memor illius escæ,
Quæ simplex olim tibi sederit ; at, simul assis
Miscueris elixa, simul conchylia turdis,
Dulcia se in bilem vertent, stomachoque tumultum
Lenta feret pituita.

L'on sent, sans qu'il soit besoin d'insister sur ce conseil, combien il est possible que des alimens très-différens subissent dans le même temps une digestion parfaite. Ce mélange est une des causes qui ruinent les santés les plus fortes, et qui tuent les faibles ; ils ne peuvent l'éviter avec trop de soin.

Une autre attention également nécessaire et presque également négligée, c'est une mastication exacte ; c'est un secours dont les estomacs les plus vigoureux ne peuvent pas se passer long-temps sans déchoir sensiblement, et sans lequel les faibles ne font que la digestion la plus imparfaite. Il faut avoir beaucoup observé pour s'imaginer jusqu'à quel point il importe à la santé de mâcher soigneusement. J'ai vu les maux d'estomac les plus rebelle, et les langueurs les plus invétérées, se dissiper par cette seule attention. J'ai vu d'un autre côté, des personnes bien portantes tomber dans des infirmités, quand leurs dents endommagées ne leur permettaient plus qu'une mastication imparfaite, et ne recouvrer leur santé que quand, après la perte totale de leurs dents, les gencives acquéraient cette dureté qui les met à même d'en faire les fonctions.

Tant de détails, tant de précautions et de privations, sont exprimés dans un vers de Procope :

Vivre selon nos lois, c'est vivre misérable.

Mais peut-on trop payer la santé ! Qu'on est bien dédommagé des sacrifices qu'on lui fait, par le plaisir d'en jouir, par les agrémens qu'elle répand sur tous les momens de la vie ! « Sans la santé, dit Hypocrate, on ne peut jouir d'aucun bien : les honneurs, les richesses et tous les autres avantages sont inutiles. » D'ailleurs, ces sacrifices sont bien moindres qu'on ne les croit. Je puis citer plusieurs témoins à qui, dès les premiers jours, il n'en a plus rien coûté de renoncer à la variété et à la saveur des mets recherchés, pour se mettre au régime simple. C'est celui qu'indique la nature, et qui plaît aux organes bien constitués. Un palais sain, qui a toute la sensibilité qu'il doit avoir, ne peut goûter que les mets simples; les composés, les apprêts lui sont insoutenables, et il trouve dans les alimens les moins savoureux, une saveur qui échappe aux organes émoussés; ainsi, ceux qui y reviennent pour leur santé, par raison, et avec quelques dégoûts, doivent être sûrs qu'à mesure qu'ils recouvreront cette santé, ils trouveront dans ces alimens des délices qu'ils n'y soupçonnaient pas. Une oreille fine démêle cette légère différence entre deux tons, qui échappe à une oreille moins sensible; il en est de même des nerfs, des organes, du goût; quand ils sont exquis, ils aperçoivent les plus légères variétés de saveurs, et ils y sont sensibles; les buveurs d'eau en trouvent qui les flattent autant que le Falerne le plus exquis, et d'autres qui ne valent pas les vins de Brie. Enfin, quand on n'aurait pas l'espérance de suivre avec plaisir un régime (il est aisé de s'accommoder de celui que j'ai indiqué), la satisfaction de sentir qu'en s'y soumettant on remplit un devoir, serait un motif bien pressant, une récompense bien flatteuse pour ceux qui connaissent le prix du bien-être avec soi-même.

Les boissons sont une partie du régime presque aussi importante que les alimens.

L'on doit s'interdire toutes celles qui peuvent augmenter la faiblesse et le relâchement, diminuer le peu de forces digestives qui restent, porter de l'âcreté dans les humeurs, disposer le genre nerveux à une mobilité déjà trop considérable. Toutes les eaux chaudes ont le premier défaut ; le thé les réunit tous ; le café a les deux derniers ; aussi l'on doit s'en priver avec la plus grande rigueur. L'auteur d'un ouvrage au-dessus des éloges, et dont ceux qui s'intéressent pour les progrès de la médecine attendent la continuation avec la plus grande impatience, a fait du danger de ces liqueurs un tableau bien propre à en dégoûter ceux qui les prennent avec le plus de plaisir (1).

Les liqueurs spiritueuses qui paraissent, au premier coup-d'œil, pouvoir convenir en ce qu'elles opèrent précisément le contraire que l'eau chaude, dont réellement elles diminuent le danger, si l'on y en joint une petite quantité, ont d'autres grands inconvéniens qui doivent les faire rejeter, ou au moins les restreindre à un usage extrêmement rare. Leur action est trop violente et trop passagère ; elles irritent plus qu'elles ne fortifient ; et si quelquefois elles fortifient, la faiblesse qui succède est plus grande qu'avant leur usage : elles donnent d'abord aux papilles de l'estomac une dureté qui leur ôte ce degré de sensibilité nécessaire pour avoir appétit, elles ôtent aux liqueurs digestives ce degré de fluidité qu'elles doivent avoir pour aider cette sensation ; aussi les buveurs de liqueurs ne la connaissant point. « Les personnes, dit l'auteur illustre que je viens de citer, qui boivent tous les jours des liqueurs après le repas, dans la vue de remédier aux vices des digestions, ne pourraient guère mieux s'y prendre, si elles voulaient venir à bout du contraire, et détruire les forces digestives. »

---

(1) THIÉRY, auteur anonyme de la *Médecine expérimentale*, p. 335.

La meilleure boisson est une eau de source très-pure, mêlée avec une partie égale d'un vin qui ne soit ni fumeux, ni acide ; le premier irrite sensiblement le genre nerveux, et produit dans les humeurs une raréfaction passagère, dont l'effet est de distendre les vaisseaux, pour les laisser ensuite plus lâches, et d'augmenter la dissolution des humeurs ; le second affaiblit les digestions, irrite, et procure des urines trop abondantes, qui épuisent les malades. Les meilleurs vins sont ceux qui ont moins d'esprits et de sel, plus de terre et d'huile; ce qui forme ce qu'on appelle les vins moëlleux : tels sont quelques vins rouges de Bourgogne, du Rhône, de Neufchâtel, et un petit nombre dans ce pays ; les vieux vins blancs de Grave, ceux de Pontac bien choisis, les vins d'Espagne, de Portugal, ceux des Canaries ; et, dans les endroits où l'on peut en avoir, ceux de Tokai, sont supérieurs peut-être à tous les vins du monde en salubrité comme en agrément. Pour l'usage ordinaire, il n'en est point de préférables à ceux de Neufchâtel.

Dans les endroits où l'on n'a pas de bonne eau, on peut la corriger en la filtrant, en la ferrant, ou en y faisant infuser quelques aromates agréables, tels que la canelle, l'anis, l'écorce de citron.

La bière ordinaire est nuisible. Le *mum*, qui est proprement un extrait de grain aussi nourrissant que fortifiant, peut être d'un grand usage : riche d'esprits, il ranime autant que le vin, et nourrit davantage : il peut tenir lieu de boisson et d'alimens.

Parmi les boissons utiles, l'on doit ranger le chocolat, qui appartient peut-être à plus juste titre à la classe des alimens : le cacao renferme en lui-même beaucoup de substances nutritives, et le mélange du sucre et des aromates prévient ce qu'il pourrait avoir de nuisible comme huileux. « Le chocolat au lait, dit Lœvis, pris à une dose qui ne puisse pas surcharger l'estomac, est un excellent déjeûner pour les personnes en consomption. Je connais un enfant de trois ans, qui était au dernier degré de cette maladie, abandonné de son médecin, et que sa mère rétablit en ne lui donnant que du chocolat à petites doses, mais souvent ; et il est vrai qu'on ne peut trop recommander cet aliment à quelques personnes faibles. » Il en est plusieurs auxquelles il nuirait infiniment.

Une attention générale, c'est qu'on doit éviver la quantité de boisson quelconque ; elle affaiblit les digestions en relâchant l'estomac, en noyant les sucs digestifs, et en précipitant les alimens avant qu'ils soient digérés ; elle relâche toutes les parties, elle dissout les humeurs, elle dispose à des urines ou à des sueurs, qui épuisent. J'ai vu des maladies produites par l'atonie, diminuer considérablement, sans autre secours que le relâchement d'une partie de la boisson.

Le sommeil.

Ce que l'on peut dire sur le sommeil, se réduit à trois articles : sa durée, le temps de le prendre, et les précautions nécessaires pour jouir d'un sommeil tranquille.

Dès qu'on est adulte, sept heures de sommeil, ou tout au plus huit, suffisent à tout le monde; il y a danger à dormir davantage, et à être plus long-temps au lit ; cela jette dans les mêmes maux qu'un excès de repos. Si quelqu'un pouvait s'y livrer plus long-temps, ce seraient ceux qui se donnent beaucoup de mouvemens, et de mouvemens vifs pendant le jour ; mais ce ne sont point ceux-là qui le font, ce sont au contraire ceux qui mènent la vie la plus sédentaire : ainsi il ne faut jamais passer ce terme, à moins qu'on ne soit parvenu à ce point de faiblesse qui ne laisse pas les forces nécessaires pour être long temps levé ; en ce cas il faut l'être le plus qu'il est possible. « Moins on dort, dit Lœvis, plus le sommeil est doux et fortifie.»

Il est démontré que l'air de la nuit est moins salutaire que celui du jour, et que les malades faibles sont plus susceptibles de ses influences le soir que le matin ; il faut dont consacrer au sommeil, pendant lequel nous sommes bornés à une très-petite parcelle de l'atmosphère, qu'également nous ne pouvons pas éviter de corrompre, le temps où l'air est le moins sain, et celui où l'usage d'un air moins sain nous serait plus nuisible ; ainsi il faut se coucher de bonne heure, et se lever matin : c'est un précepte si connu, qu'il y a peut-être de la trivialité à le rappeler, mais il est négligé ; l'on paraît en sentir si peu la conséquence, qui est infiniment plus grande qu'on ne croit, qu'il est très-permis de le supposer inconnu, et de le rappeler en insistant sur son importance, surtout pour les personnes valétudinaires : « Si l'on se couche à dix heures, et l'on ne doit jamais se coucher plus tard, ce sont les termes de LeWis, on doit se lever en été à quatre ou cinq heures, en hiver à six ou sept. Il est absolument nécessaire, ajoute-t-il, de défendre aux personnes atteintes de cette maladie, de se laisser aller à rester dans le lit matin. » Il voudrait même qu'on prît l'habitude de se lever après son premier sommeil, et assure que quelque pénible que cette coutume pût être dans les commencemens, elle deviendrait bientôt aisée et agréable. Plusieurs exemples prouvent la salubrité de ce conseil. Il y a plusieurs personnes valétudinaires, qui se sentent très-bien au réveil d'un premier sommeil doux et profond, et qui se trouvent dans un grand mal-aise, si elles se laissent aller à se rendormir : elles sont aussi sûres de passer bien le jour, si, quelque heure qu'il soit, elles se lèvent après ce premier sommeil, que de le passer désagréablement, si elles se livrent au sommeil.

Le sommeil n'est tranquille que quand il n'y a aucune cause d'irritation ; ainsi l'on doit chercher à les prévenir : trois attentions des plus importantes sont : 1. de n'être pas dans un air chaud, et de n'être ni trop ni trop peu couvert : 2. de n'avoir pas froid aux pieds en se couchant, accident très-ordinaire aux personnes faibles ; et qui leur nuit par plusieurs raisons : l'on doit à cet égard observer exactement la règle d'Hypocrate, « dormir dans un endroit frais, et avoir soin de se couvrir » : et 3. ce qui est encore plus important, de n'avoir pas l'estomac plein : rien au monde ne trouble le sommeil, ne le rend inquiet, douloureux, accablant, comme une digestion pénible dans la nuit. L'abbattement, la faiblesse, le dégoût, l'ennui, l'incapacité de penser et de s'occuper le lendemain, en sont la suite inévitable.

——————— Vides ut pallidus omnis
Cœnâ desurgat dubiâ ! quin corpus onustum
Hesternis vitiis animum quoque degravat unà,
Atque affigit humo divinæ particulam auræ.

Hor.

Rien au contraire ne contribue plus efficacement à procurer un sommeil doux, tranquille, continu, et qui raccommode, qu'un souper léger. La fraîcheur, l'agilité, la gaîté du lendemain en sont les suites nécessaires.

Alter, ubi dicto citiùs curata sopori
Membra dedit, vegetus proscripta ad munia surgit.

Ibid.

Le temps du sommeil, dit avec bien de la raison Lewis, est celui de la nutrition, et non de la digestion ; aussi il exige dans ses malades la plus grande sévérité pour le souper : il leur défend, et jamais défense plus légitime, toute viande le soir ; il ne leur permet qu'un peu de lait, et quelques tranches de pain, et cela deux heures avant que de se coucher, afin que la première digestion soit finie avant que de se livrer au sommeil. Les *Atcantes*, qui ne connaissaient point la diète animale, qui ne mangeaient jamais rien de ce qui avait eu vie, étaient fameux par la tranquillité de leur sommeil, et ignoraient ce que c'est que songer.

Les Mouvemens.

L'exercice est d'une nécessité absolue : il coûte aux personnes faibles d'en prendre ; et si elles ont du penchant à la tristesse, il est très-difficile de les déterminer à se mouvoir ; rien n'est cependant plus propre à augmenter tous les maux qui viennent de faiblesse, que l'inaction ; les fibres de l'estomac, des intestins, des vaisseaux, sont lâches ; les humeurs croupissent partout, parce que les solides n'ont pas la force de leur imprimer le mouvement nécessaire; il naît des stases, des engorgemens, des obstructions, des épanchemens ; la coction, la nutrition, les sécrétions ne se font point ; le sang reste aqueux, les forces diminuent, et tous les symptômes du mal augmentent. L'exercice prévient tous ces maux, en augmentant la force de la circulation : toutes les fonctions se font comme si l'on avait des forces réelles, et cette régularité dans les fonctions ne tarde pas à en donner : ainsi l'effet du mouvement est de suppléer les forces et de les rétablir. Un autre de ses avantages, indépendant de l'augmentation de la circulation, c'est qu'il fait jouir d'un air toujours nouveau. Une personne qui ne se remue point, gâte bientôt celui qui l'environne, et lui nuit : une personne en action en change continuellement. Le mouvement peut souvent tenir lieu de remèdes; tous les remèdes du monde ne peuvent pas tenir lieu de mouvement.

La fatigue des premiers jours est un écueil contre lequel le faible courage de plusieurs malades échoue ; mais s'ils avaient celui de surmonter ce premier obstacle, ils sentiraient que c'est véritablement le cas *où il n'y a que les premiers pas qui coûtent*. J'ai été étonné moi-même de voir à quel point ceux qui n'avaient pas été rebutés, acquéraient des forces par l'exercice. J'ai vu des personnes qui étaient fatiguées de faire le tour d'un jardin, parvenir, en quelques semaines, à faire jusqu'à deux lieues de chemin, et se trouver dans le bien-être au retour.

L'exercice à pied n'est pas le seul favorable ; celui qu'on prend à cheval, vaut même beaucoup mieux pour les personnes extrêmement faibles, ou pour celles qui ont les viscères du bas-ventre et la poitrine endommagés; dans une plus grande faiblesse encore, celui d'une voiture est à préférer, pourvu qu'elle ne soit pas trop douce. Quand la saison ne permet pas de sortir, on doit se donner du mouvement dans la maison, ou par quelque occupation un peu pénible, ou par quelque jeu d'exercice, tel que le volant, qui exerce également tout le corps.

Le retour de l'appétit, du sommeil, de la gaité, sont les suites nécessaires du mouvement; mais il faut avoir la précaution de ne prendre jamais un exercice un peu fort aussitôt après le repas, et de ne pas manger quand on a chaud, après l'exercice; on doit le prendre avant le repas, et se reposer quelques momens avant que de manger.

Les évacuations.

Les évacuations se dérangent avec les autres fonctions, et leur dérangement augmente le désordre de la machine; il est important d'y remédier de bonne heure. Les évacuations qui exigent principalement nos soins, sont les selles, les urines, la transpiration et les crachats. La meilleure façon de les maintenir ou de les ramener au point où elles doivent être, c'est de s'astreindre aux préceptes que j'ai donnés sur les autres objets du régime; quand on est exact, les évacuations, dont le plus ou le moins de régularité est le baromètre du meilleur ou du plus mauvais état des digestions, se font assez régulièrement. Celle qu'il est le plus important de favoriser, comme la plus considérable, c'est la transpiration, qui se dérange très-aisément chez les personnes faibles. On l'aide en faisant frotter la peau très-régulièrement avec une vergette ou une flanelle ; quand elle est très-languissante, on n'a pas de plus sûr moyen pour la ranimer, que d'avoir tout le corps couvert immédiatement de laine. L'on doit éviter d'être trop habillé, dans la crainte de sueur, ce qui nuit toujours à la transpiration ; les couloirs forcés restent plus faibles, et s'acquittent moins bien ensuite de leurs fonctions ; l'on doit éviter de l'être trop peu, ce qui arrête également toute évacuation cutanée. La partie que tout le monde et les personnes faibles plus que les autres, doivent tenir plus chaudement, c'est les pieds ; l'on ne négligerait pas cette précaution si aisée, si l'on savait à quel point elle intéresse la conservation de toute la machine. Le fréquent froid des pieds dispose aux maladies chroniques les plus fâcheuses : il y a un grand nombre de personnes sur lesquelles il produit promptement de mauvais effets ; mais ceux, surtout, qui sont sujets à des maux de poitrine, à des coliques ou à des obstructions, ne peuvent trop se prémunir contre ces dangers. Les sacrificateurs, qui marchaient toujours pieds nus sur les pavés des temples, étaient souvent attaqués de violentes coliques.

La salive se sépare quelquefois très-abondamment chez les personnes faibles ; le relâchement des organes salivaires les dispose à cette copieuse sécrétion ; si les malades la crachent continuellement, il en résulte deux maux : l'un, qu'ils s'épuisent par cette évacuation ; l'autre, que cette humeur si nécessaire à l'ouvrage de la digestion, qui, sans elle, ne s'opère qu'imparfaitement, lui manque, et la rend par-là même pénible et mauvaise. J'ai fait assez sentir les dangers d'une mauvaise digestion, pour qu'il ne soit pas besoin d'insister plus long-temps sur ceux d'une évacuation qui la rend telle : c'est par cette raison que Lewis défend absolument à ses malades de fumer; la fumigation, entr'autres inconvéniens, dispose à une salivation abondante, par l'irritation qu'elle produit sur les glandes qui fournissent à cette secrétion.

L'inspiration qui se fait d'une personne à l'autre, et dont j'ai parlé plus haut, ne pourrait-elle pas être rappelée ici comme un moyen de curation ? Captivaccio avait cru utile de faire coucher son malade entre ses deux nourrices; et il est très-vraisemblable que l'inspiration de leur expiration contribua peut-être, autant que le lait, à rétablir ses forces. Élidæus, contemporain de Captivaccio, et précepteur de Forestus, qui nous a conservé cette observation, conseilla à un jeune homme qui était dans le marasme, le lait d'ânesse, et de coucher avec sa nourrice, qui était une femme extrêmement saine et à la fleur de l'âge; ce conseil réussit très-bien, et on ne discontinua que quand le malade avoua qu'il ne pouvait plus résister au penchant qui le portait à abuser de ses forces revenues. On pourrait conserver un remède utile, et en prévenir le danger, en ne mêlant pas les sexes.

Les passions.

L'on a vu plus haut l'étroite union de l'ame et du corps; l'on a compris combien le bien-être de la première influait sur le second; l'on a vu les sinistres effets de la tristesse; ainsi il est presque inutile d'ajouter qu'on ne peut trop éviter toutes les sensations disgracieuses de l'ame, et qu'il est de la dernière conséquence de ne lui en procurer que d'agréables dans toutes les maladies, et surtout dans celles, qui, comme la consomption dorsale, disposent par elles-mêmee à la tristesse ; tristesse qui par un cercle vicieux, les augmente considérablement. Mais, et c'est une des difficultés du traitement, souvent les malades se complaisent à ce symptôme de leur mal, et l'on ne peut pas les déterminer à faire des efforts pour le surmonter ; d'ailleurs il ne faut pas se faire illusion, et croire qu'il n'y a qu'à ordonner d'être gai pour qu'on le devienne ; le rire ne se commande pas plus qu'il ne se défend ; et l'on est aussi peu maître de s'empêcher d'être triste, que d'avoir un accès de fièvre, ou une rage de dents. Tout ce qu'on peut exiger des malades, c'est qu'ils se prêtent aux remèdes contre la tristesse, comme ils se prêteraient à d'autres : ces remèdes sont moins la compagnie dans ce cas (nous avons vu qu'elle leur déplaisait par des raisons particulières), que la variété des situations. Le changement continuel des objets forme une succession d'idées qui les distrait ; c'est ce qu'il leur faut. Rien n'est plus pernicieux aux personnes qui sont portées à se livrer à une seule idée, que le désœuvrement de l'inaction. Rien n'est surtout plus pernicieux à nos malades, et ils ne peuvent éviter avec trop de soin l'oisiveté et l'abandon à eux-mêmes. Les exercices champêtres, les travaux de la campagne, les distraient plus puissamment que bien d'autres. LeWis veut qu'on ne voie, s'il est possible, que des objets de son sexe :

Nam non ulla magis vires industria firmat :
Quam venerem et cæci stimulos averte amoris.

VIRG.

que les malades ne soient jamais absolument seuls ; qu'on ne les laisse point se livrer à leurs réflexions ; qu'on ne leur permette ni lecture ni aucune occupation d'esprit : ce sont autant de causes, dit-il, qui épuisent les esprits, et qui retardent la cure. Je ne penserais pas avec lui qu'on dût absolument leur interdire toute lecture. On doit leur défendre de lire long-temps de suite, ne fût-ce qu'à cause de la faiblesse de leur vue ; on doit leur défendre toute lecture qui demanderait de l'application ; on doit leur interdire sévérement toutes celles qui pourraient rappeler à leur souvenir des idées, à leur imagination des objets dont il serait à souhaiter qu'ils perdissent la mémoire; mais il en est qui, sans fixer beaucoup l'attention, et sans pouvoir rappeler des images dangereuses, les distraient agréablement, et préviennent les dangers terribles d'un ennui désœuvré.

Les remèdes.

Je suivrai le même ordre que dans l'article précédent. J'indiquerai les remèdes qu'on doit éviter, avant que de parler de ceux qu'on doit suivre. J'ai déjà indiqué une première classe de ceux qu'on doit exclure ; ce sont ceux qui irritent, les remèdes chauds et volatils. Il y en a une seconde très-opposée, et également nuisible, les évacuans. J'ai déjà dit que les sueurs, la salivation, les urines abondantes épuisaient le malade. Je ne reparlerai pas de ces évacuations ; l'on sent que tous les remèdes qui les exciteraient, doivent être bannis : il reste à examiner la saignée, et les évacuations des premières voies. L'indication étant de redonner des forces, pour juger s'ils conviennent, il ne s'agit que de savoir si ces évacuations sont propres à la remplir. Je serai court. Il y a deux cas dans lesquels la saignée rétablit les forces; dans les autres elle les ôte : ou quand on a trop de sang, ce n'est pas le cas des personnes en consomption; ou quand le sang a acquis une densité inflammatoire qui, le rendant impropre à ses usages, détruit promptement les forces; c'est la maladie des gens vigoureux, de ceux qui ont les fibres raides, et la circulation forte : nos malades sont précisément dans le cas contraire, la saignée ne peut que leur nuire. « Toutes les gouttes de sang, dit Gilchrist, sont précieuses aux personnes qui sont en consomption; la force assimilante qui les répare est détruite, et ils n'en ont que ce qu'il leur faut pour soutenir la circulation très-faiblement. » Labb, qui a très-bien approprié les effets des évacuations, est positif. « Dans les corps, dit-il, qui n'ont que la quantité de sang nécessaire, si on la diminue par les saignées ou par les autres évacuations, on diminue les forces, on trouble les secrétions, et on produit plusieurs maladies. » La façon dont Senac parle de la saignée, lui donne encore plus sûrement l'exclusion dans ce cas. « Si la matière dense ou rouge manque, les saignées sont inutiles ou pernicieuses; on doit donc les interdire aux corps exténués, dont le sang est en petite quantité ou a peu de consistance, quand il ne sort des vaisseaux qu'une liqueur qui à peine peut donner de la couleur au linge ou à l'eau. » L'on a vu que tel était l'état du sang des masturbateurs; et c'est généralement celui des personnes faibles et valétudinaires. Que ceux qui travaillent à les guérir par la saignée, comparent leur méthode à ce précepte fondé sur la théorie la plus éclairée, et les observations pratiques les plus nombreuses et les mieux réfléchies : ce sont les bases de l'ouvrage dont je le tire, et qu'ils jugent des excès auxquels ils doivent s'attendre.

Les remèdes qui évacuent les premières voies, fortifient, quand il se trouve dans ces parties, ou des amas de matières si considérables, que, par leur masse, elles gênent les fonctions de tous les viscères, ou quand il y a dans l'estomac et dans les premiers intestins des matières putrides, dont l'effet ordinaire est une grande faiblesse. Dans ces cas-là, on peut employer les évacuans, si rien ne les contr'indique, s'il n'y a point d'autres moyens de débarrasser les premières voies, ou s'il y a du danger à ne pas les évacuer promptement. Ces trois conditions se trouvent rarement chez les personnes qui sont dans un état de consomption, chez lesquelles la faiblesse et l'atonie des premières voies est une contr'indication toujours présente aux purgatifs ou aux émétiques. Il y a le plus souvent un autre moyen d'en procurer l'évacuation successive; c'est d'employer les toniques non astringens : tels sont un grand nombre d'amers, qui, en redonnant du jeu aux organes, produisent le double bon effet de digérer ce qui peut l'être, et d'évacuer le superflu. Il y a enfin rarement du danger à ne pas les évacuer promptement; ce danger a lieu quelquefois dans les maladies aiguës; l'âcreté des matières que la chaleur augmente, et la prodigieuse réaction des fibres, peuvent occasionner des symptômes violens qui n'ont jamais lieu dans les maladies de langueur, dans lesquelles les évacuans proprement dits ne sont par-là même jamais, à beaucoup près, aussi nécessaires, et sont, comme je l'ai dit, très-souvent contr'indiqués. L'atonie, le manque d'action, sont la cause des amas ; quand il s'en fait, qu'on les vide par un purgatif, l'effet est dissipé ; mais la cause qui l'a produit est considérablement augmentée ; l'on a à réparer le mal existant, et celui que le remède a fait. Si l'on ne parvient pas à y remédier promptement, l'effet se produit plus vîte qu'auparavant ; et, si l'on se laisse aller à employer de nouveau les purgatifs, on augmente une seconde fois le mal : l'on fait d'ailleurs contracter aux intestins une paresse qui les empêche de faire leurs fonctions ; l'on parvient au point de ne plus avoir d'évacuations que par art ; en un mot, les purgatifs, dans les embarras des premières voies, chez les personnes faibles, ne produisent une diminution dans l'effet qu'en augmentant la cause, ne soulagent pour le moment qu'en empirant la maladie. L'on ne suit cependant que trop cette méthode, les malades l'aiment, elle paraît plus prompte ; et effectivement, pourvu que la chûte des forces ne soit pas trop considérable, ils se trouvent soulagés pour peu de jours ; le mal, il est vrai, revient, mais on aime mieux l'attribuer à l'insuffisance qu'à l'opération du remède, auquel on s'affectionne ; d'ailleurs, les malades sont pour le soulagement présent, et peu de médecins ont le courage de s'y opposer ; il est cependant bien important, en médecine comme en morale, de savoir sacrifier le présent à l'avenir ; la négligence de cette loi peuple le monde de malheureux et de valétudinaires. Il serait à souhaiter que l'on pût inculper à tant de médecins et à tant de malades, le beau morceau qu'on trouve dans la *Pathologie* de Gaubius, sur tous les maux que cet abus des purgatifs entraîne.

N'y a-t-il point de cas, dira-t-on, dans lesquels les émétiques et les purgatifs puissent être admis pour les malades dont je parle ? Sans doute, il en est quelques-uns, mais très-rares; et il faut bien de l'attention pour ne pas se laisser tromper aux signes qui paraissent indiquer les évacuans, et qui souvent dépendent d'une cause qu'on doit attaquer par tous les autres remèdes. Je n'entrerai point dans le détail de ces distinctions, il serait hors de place; et il me suffit d'avoir averti que les évacuans devraient rarement avoir lieu dans cette maladie. Lewis croit qu'un émétique doux peut préparer utilement les premières voies pour les autres remèdes; mais il ne veut pas qu'on aille au-delà: plusieurs cas m'ont appris qu'on pouvait et qu'on devait très-souvent s'en passer; et j'ai rapporté plus haut deux observations d'Hoffmann, qui prouvent tout le danger de ce remède. Sans expérience le seul bon sens persuade qu'un remède qui donne des convulsions doit peu convenir dans des maladies qui sont l'effet des convulsions réitérées.

C'est en combattant la cause qu'on détruit le mal; pour peu qu'on en enlève chaque jour, on est sûr que l'effet disparaîtra sans crainte de retour. Si l'on n'agit que sur l'effet, le travail de chaque jour est non-seulement inutile au jour suivant, mais presque toujours nuisible.

Après avoir indiqué ce qu'on doit éviter, que doit-on faire? J'ai remarqué plus haut les caractères que doivent avoir les remèdes: fortifier sans irriter. Il en est quelques-uns qui peuvent remplir ces deux indications; cependant le catalogue n'en est pas long, et les deux plus efficaces sont, sans contredit, *le quinquina et les bains froids*. Le premier de ces remèdes est, depuis près d'un siècle, regardé indépendamment de sa vertu fébrifuge, comme l'un des plus puissans fortifians, et comme calmant. Les médecins modernes les plus célèbres le regardent comme spécifique dans les maladies des nerfs. L'on a vu qu'il entrait dans l'ordonnance de Boerhaave, rapportée plus haut; et Vandermonde s'en est servi avec beaucoup de succès dans le traitement d'un jeune homme que des débauches en femmes avaient jeté dans un état très-fâcheux. Lewis le préfère à tous les autres remèdes; et Stehelin, dans la lettre dont j'ai déjà parlé plusieurs fois, dit qu'il le croit le plus efficace de tous.

Vingt siècles d'expériences exactes et raisonnées ont démontrée que les bains froids possédaient les mêmes qualités. Le docteur Baynard en a éprouvé l'usage plus particulièrement dans les désordres produits par la masturbation et les excès vénériens, surtout dans un cas où, indépendamment de l'impuissance et d'une gonorrhée simple, il y avait une si grande faiblesse, augmentée, il est vrai, par les saignées et les purgatifs, qu'on regardait le malade comme au bord du tombeau.

Lewis ne craint pas d'affirmer encore plus positivement leur efficacité : « De tous les remèdes, dit-il, soit internes, soit externes, il n'y en a aucun qui égale les bains froids. Ils rafraîchissent, ils fortifient les nerfs, et ils aident la transpiration plus efficacement qu'aucun remède intérieur; bien ménagés, ils sont plus efficaces dans la consomption dorsale, que tous les autres remèdes pris ensemble. » L'on doit même remarquer que les bains froids ont, comme je l'ai déjà dit de l'air, un avantage particulier, c'est que leur action dépend moins de la réaction, c'est-à-dire, des forces de la nature, que celle des autres remèdes : ceux-ci n'agissent presque que sur le vivant, les bains froids donnent du ressort même aux fibres mortes.

L'union du quinquina et des bains froids est indiquée par la parité de leurs vertus; ils opèrent les mêmes effets, et étant combinés, ils guérissent des maladies que tous les autres remèdes n'auraient fait qu'empirer. Fortifians, sédatifs, fébrifuges, ils redonnent les forces, diminuent la chaleur fébrile et nerveuse, et calment les mouvemens irréguliers, produits par la disposition spasmodique du genre nerveux. Ils remédient à la faiblesse de l'estomac, et dissipent très-promptement les douleurs qui en sont la suite. Ils redonnent de l'appétit, et facilitent la digestion et la nutrition; ils rétablissent toutes les secrétions, et surtout la transpiration; ce qui les rend si efficaces dans toutes les maladies catarrhales et cutanées; en un mot, ils remédient à toutes les maladies causées par la faiblesse, pourvu que le malade ne soit attaqué ni d'obstructions indissolubles, ni d'inflammations, ni d'abcès ou d'ulcères internes, conditions qui n'excluent, même nécessairement, ou presque nécessairement, que les bains froids, mais qui permettent souvent le quinquina.

J'ai vu, il y a quelques années, un étranger, âgé de vingt-trois ou vingt-quatre ans, qui, dès sa plus tendre enfance, était tourmenté par des maux de tête cruels et presque continus, vu la fréquence et la longueur des accès, qui étaient toujours accompagnés d'une perte totale de l'appétit. Le mal avait considérablement empiré par l'usage des saignées, des évacuans des eaux purgatives, des bains chauds, des bouillons et d'une foule d'autres remèdes. Je lui ordonnai les bains chauds et le quinquina. Les accès devinrent en peu de jours plus faibles et beaucoup moins fréquens. Le malade, au bout d'un mois, se crut presque radicalement guéri; la cessation des remèdes et la mauvaise saison renouvelèrent les accès, mais infiniment moins violemment qu'auparavant; il recommença la même cure au printemps suivant, la maladie vint à être si légère qu'il crut n'avoir plus besoin de rien. Je suis persuadé que les mêmes secours réitérés une ou deux fois, le guériront radicalement.

Un homme de vingt-huit ans était désolé, depuis bien des années, par une goutte irrégulière, qui se jetait toujours à la tête, et occasionnait des désordres effrayans sur le visage. Il avait consulté plusieurs médecins, et essayé des remèdes de plusieurs espèces : depuis peu, un vin médicinal, composé des aromates les plus pénétrans, infusés dans le vin d'Espagne; tous, et surtout le dernier, avaient augmenté le mal; l'on avait appliqué des vésicatoires aux jambes, qui occasionnaient des symptômes violens, et ce fut à cette époque que je fus mandé. Je lui conseillai une forte décoction de quinquina et de camomille, qu'il continua pendant six semaines, et qui lui redonna plus de santé qu'il n'en avait eu depuis bien des années. Il serait inutile de rapporter un plus grand nombre d'exemples, surtout étrangers à la matière, pour prouver la vertu fortifiante de ces remèdes, si bien démontrée depuis long-temps, et dont tout indique l'usage dans cette maladie; usage dont les plus heureux succès ont confirmé l'utilité.

Quand j'ai employé le quinquina en forme liquide, j'ai ordonné la décoction d'une once avec douze onces d'eau, ou suivant l'indication, de vin rouge, cuit pendant deux heures, dans un vaisseau bien fermé, pour en prendre trois onces, trois fois par jour. Je place les bains froids le soir quand la digestion du dîner est entièrement finie : ils contribuent à procurer un sommeil tranquille. J'ai vu un jeune masturbateur qui passait les nuits dans l'insomnie la plus inquiète, et qui était baigné tous les matins dans des sueurs coliquatives ; la nuit qui suivit le sixième bain, il dormit cinq heures, et se leva le matin sans sueur, et beaucoup mieux.

Le mars est un troisième remède, trop employé dans tous les cas de faiblesse pour qu'il soit nécessaire d'insister sur son efficacité comme fortifiant ; comme il n'a rien d'irritant, il est extrêmement approprié à nos malades ; on le donne, ou en substance, ou en infusion ; mais la meilleure préparation, ce sont les eaux martiales préparées par la nature, et surtout les eaux de Spa, l'un des plus puissans toniques qu'on connaisse en un tonique qui, bien loin d'irriter, adoucit tout ce que les humeurs peuvent avoir de trop âcre. Les gommes, la myrrhe, les amers, les aromates les plus doux, sont aussi d'usage. Ce sont les circonstances qui doivent décider sur le choix entre ces différens remèdes. Les premiers que j'ai indiqués méritent généralement la préférence : mais il peut se trouver des cas qui en exigent d'autres : on peut, en général, les choisir dans toute la classe des nervins, en prenant pour boussole dans ce choix, les précautions que j'ai indiquées plus haut. C'est une maladie de nerfs, on doit la traiter comme telle, et souvent on l'a fait, et on a réussi, sans en connaître la cause. Il est vrai, et des observations incontestables me l'ont démontré, que l'ignorance de cette cause, et par-là même la négligence des précautions qu'elle exige, a d'autres fois rendu infructueux les traitemens les mieux indiqués en apparence, sans que les médecins pussent pénétrer la cause de ce peu de succès.

J'ordonnai au jeune homme, dont le cas est écrit dans un fragment de ses lettres (page 31), des pilules, dont la myrrhe faisait la base, et une décoction de quinquina, qui eurent le plus heureux succès. « Je m'aperçois chaque jour, m'écrivait-il, seize jours après avoir commencé ces remèdes, du grand bien qu'ils me font; mes maux de tête ne sont plus si fréquens, ni si violens; je ne les ai plus que lorsque je m'attache trop : l'estomac va mieux; je n'ai plus que rarement les douleurs dans les membres. » Au bout d'un mois, la guérison fut complète, à cela près qu'il n'avait pas et n'aura peut-être jamais les formes qu'il aurait eues sans sa mauvaise conduite. L'échec que la machine reçoit dans le temps de l'accroissement, a des conséquences qui ne se séparent point. Puisse cette vérité être bien imprimée dans l'esprit des jeunes gens! Elle a été depuis peu fortement prêchée. « La jeunesse, dit Linæus, est un temps important pour se former une santé robuste. Rien n'est plus à craindre que l'usage prématuré ou excessif des plaisirs de l'amour; il en naît des faiblesses dans la vue, même l'affaiblissement de l'esprit et de la raison. Un corps énervé dans la jeunesse, n'en revient plus; sa vieillesse est prompte et infirme, et sa vie courte. » Seize cents ans avant ce grand naturaliste, Plutarque, dans son bel ouvrage sur l'éducation des enfans, avait recommandé la formation de leur tempérament, comme une chose extrêmement importante. « L'on ne doit, dit-il, négliger aucun des soins qui peuvent contribuer à l'élégance et à la force de corps (les excès dont je traite nuise autant à l'une qu'à l'autre); car, ajoute-t-il, le fondement d'une vieillesse heureuse, c'est une bonne constitution dans la jeunesse; la tempérance et la modération à cet âge, sont un passe-port pour vieillir heureusement. »

A l'observation précédente, dont le succès paraît dû au quinquina, j'en joindrai une autre dans laquelle les bains froids furent le principal remède. Un jeune homme d'un tempérament bilieux, instruit au mal dès l'âge de dix ans, avait toujours été dès ce temps-là faible, languissant, cacochyme; il avait eu quelques maladies bilieuses qui avaient eu beaucoup de peine à se guérir; il était extrêmement maigre, pâle, faible, triste. Je lui ordonnai les bains froids, et une poudre avec la crême-de-tartre, la limaille, et très-peu de cannelle, dont il prenait trois fois par jour. Dans moins de six semaines il acquit une force qu'il n'avait jamais connue auparavant.

Un grand avantage des eaux de Spa et du quinquina, c'est que leur usage fait passer le lait. Les eaux de Spa partagent cet avantage avec quelques autres eaux. L'on a vu plus haut que Hoffmann ordonnait le lait d'ânesse avec un tiers d'eau de Selter. De la Mettrie nous a conservé une belle observation de Boerhaave. « Ce duc aimable, je traduis mot à mot, s'était mis hors du mariage; je l'ai remis dedans par l'usage des eaux de Spa avec le lait. »

La faiblesse de l'estomac, qui rend la digestion trop lente, les acides, le peu d'activité de la bile, les engorgemens dans les viscères du bas-ventre, sont les principales causes qui empêchent la digestion du lait, et qui n'en permettent pas l'usage. Les eaux, qui rémédient à toutes ces causes, ne peuvent qu'en faciliter la digestion ; et le quinquina, qui remplit les mêmes indications, doit aussi se marier très-bien au lait. L'on peut employer ces remèdes, ou avant pour préparer les voies ; ce qui est presque toujours nécessaire, ou en même-temps.

Je rétablis parfaitement en 1753 un étranger, qui s'était tellement épuisé avec une courtisanne, qu'il était incapable d'un acte de virilité : son estomac était aussi extrêmement affaibli ; et le manque de nutrition et de sommeil l'avaient réduit à une grande maigreur. A six heures du matin, il prenait six onces de décoction de quinquina, à laquelle on ajoutait une cuillerée de vin de Canarie ; une heure après, il prenait dix onces de lait de chèvre qu'on venait de tirer, et auquel on ajoutait un peu de sucre, et une once d'eau de fleur d'orange. Il dînait d'un poulet rôti froid, de pain, et d'un verre d'excellent vin de Bourgogne avec autant d'eau. A six heures du soir, il prenait une seconde dose de quinquina ; à six heures et demie, il entrait dans un bain froid, dans lequel il restait dix minutes, et au sortir duquel il entrait dans son lit. A huit heures, il reprenait la même quantité de lait, et il se levait depuis neuf heures jusqu'à dix. Tel fut l'effet de ces remèdes, qu'au bout de huit jours il me cria avec beaucoup de joie, quand j'entrai dans sa chambre, qu'il avait recouvré *le signe extérieur de la virilité*, pour me servir de l'expression de

Buffon. Au bout d'un mois, il avait presqu'entièrement repris ses premières forces.

Quelques poudres absorbantes, quelques cuillerées d'eau de mente, souvent la seule addition d'un peu de sucre, quelques pilules, avec l'extrait de quinquina, peuvent aussi contribuer à prévenir la dégénération du lait. L'on pourrait aussi employer cette gomme nouvellement introduite dans quelques endroits d'Angleterre, sous le nom de *gummi rubrum Gambiense*, et sur laquelle on trouve une petite dissertation dans l'excellente collection que publie la nouvelle société de médecine formée à Londres; elle fortifie et elle adoucit: ce sont les deux grandes indications dans les maladies dont il est question.

Enfin, si quelque soin qu'on prenne, il était impossible de soutenir le lait, on pourrait essayer le lait de beurre; je l'ai conseillé avec succès à un jeune homme pour lequel un principe d'hypocondrialgie me faisait craindre le lait entier. Les bilieux le boivent avec plaisir, et s'en trouvent toujours bien: on doit le préférer au lait, toutes les fois qu'il y a beaucoup de chaleur, un peu de fièvre, une disposition érésipélateuse, il est surtout d'un très-grand usage, quand les excès vénériens produisent une fièvre aiguë, telle que celle dont mourut Raphaël. Malgré la faiblesse, les toniques nuiraient: la saignée est dangereuse: le fameux Jenston, mort baron de Ziehendorf, il y a plus de quatre-vingt ans, l'avait déjà défendue positivement dans ce cas; les cures trop rafraîchissantes ne réussissent pas, comme Vandermonde le prouve, et comme je l'ai vu moi-même; mais le lait de beurre réussit très-bien, pourvu qu'il ne soit pas trop gras. Il calme, il délaie, il adoucit, il désaltère, il rafraîchit, et en même temps, il nourrit et il fortifie; ce qui est bien important dans ce cas, dans lequel les forces se perdent avec une promptitude dont on n'a point d'idée. Gilchrist, qui ne fait pas grand cas du lait dans la phthisie, loue extrêmement le lait de beurre dans la même maladie.

Depuis la dernière édition de cet ouvrage faite il y a quelques années, j'ai été consulté par plusieurs personnes énervées : quelques-unes ont été entièrement guéries; un assez grand nombre considérablement soulagées; d'autres n'ont rien gagné; et quand le mal est parvenu à un certain point, tout ce qu'on peut espérer, c'est que les remèdes arrêtent les progrès du mal : j'ai ignoré une partie des succès.

Le lait, dans presque toutes ces cures, a été l'aliment principal : le quinquina, le fer, les eaux martiales et le bain froid ont été les remèdes. J'ai mis quelques malades entièrement au lait; d'autres n'en prenaient qu'une ou deux fois par jour.

Le malade dont j'ai détaillé la maladie dans la section V, où j'en ai promis le traitement, ne vécut, pendant trois mois, que de lait, de pain bien cuit, d'un ou deux œufs, sortant du ventre de la poule, par jour, et d'eau fraîche, au moment où on l'apportait de la fontaine. Il prenait du lait quatre fois par jour : deux fois au sortir du pis, sans pain; deux fois échauffé avec du pain. Le remède était un opiat, composé de quinquina, de conserve, d'écorce d'orange, et de sirop de menthe. Il avait l'estomac couvert avec un emplâtre aromatique : on lui frottait tout le corps avec une flanelle tous les matins : il prenait le plus d'exercice qu'il pouvait à pied et à cheval, et surtout il vivait beaucoup en plein air. Sa faiblesse et ses maux de poitrine m'empêchèrent de lui conseiller les bains froids à cette époque. Le succès des remèdes fut tel, que les forces revinrent, l'estomac se rétablit; il put, au bout d'un mois, faire une lieue de chemin à pied, les vomissemens cessèrent entièrement, les douleurs de poitrine diminuèrent considérablement; et il continue, depuis plus de trois ans, à être dans un état fort tolérable; il revint peu à peu aux alimens ordinaires, parce qu'il se dgoûta du lait.

Les parties génitales sont toujours celles qui recouvrent le plus lentement leurs forces; souvent même elles ne les recouvrent point, quoique le reste du corps paraisse avoir recouvré les siennes : l'on peut prédire à la lettre, dans ce cas, que la partie qui a péché sera celle qui mourra,

J'ai toujours trouvé plus de facilité à guérir ceux qui se sont épuisés par de grands excès, en peu de temps, dans l'âge fait, que ceux qui se sont épuisés à la longue par des pollutions plus rares, mais commencées dans la première jeunesse, et qui ont empêché leur accroissement, et ne leur ont jamais laissé acquérir toutes leurs forces. On peut envisager les premiers comme ayant eu une maladie très-violente, qui a consumé toutes leurs forces; mais les organes ayant acquis toute leur perfection, quoiqu'ils aient beaucoup souffert; la cessation de la cause, le temps, le régime, les remèdes peuvent les rétablir. Les seconds n'ont jamais laissé former leur tempérament, comment le rétabliraient-ils! Il faudrait que l'art opérât, dans l'âge de maturité, ce qu'ils ont empêché la nature d'opérer dans l'enfance et dans la puberté : on sent combien cet espoir est chimérique; et les observations me prouvent tous les jours que les jeunes gens qui se sont livrés à cette souillure dans l'enfance, à l'époque du développement de la puberté, époque qui est une crise de la nature, pour laquelle toutes ses forces lui sont nécessaires; l'observation me prouve, dis-je, que ces jeunes gens ne doivent point espérer d'être jamais vigoureux et robustes, et ils sont très-heureux quand ils peuvent jouir d'une santé médiocre, exempte de grandes maladies et de douleurs.

Ceux qui ne se repentent que tard, dans un âge où la machine se conserve, quand elle est bien montée, mais où elle ne se répare que péniblement, ne doivent pas avoir non plus de grandes espérances : au-dessus de quarante ans, il est rare de rajeunir.

Quand j'ordonne le quinquina, avec du vin, je ne fais pas vivre uniquement de lait, mais je fais prendre le remède le matin, et du lait le soir. J'ai trouvé quelques malades pour lesquels il a fallu changer cet ordre : le vin pris le matin, les faisait constamment vomir.

Quand j'emploie les eaux minérales, j'en fais boire quelques bouteilles pures, avant que de les mêler avec du lait.

Quand le mal est invétéré, il dégénère ordinairement en cacochymie, et il faut commencer par la détruire, avant que de travailler au rétablissement des forces : c'est dans ce cas que les évacuans sont quelquefois indispensablement nécessaires, et opèrent très-efficacement. Les fortifians, les nourrissans, le lait, ordonnés dans ces circonstances, jettent dans une fièvre lente, et le malade perd ses forces à proportion de l'usage qu'il en fait.

Quand des excès prompts jettent tout-à-coup dans des faiblesses si considérables qu'on a lieu de craindre pour la vie du malade, il faut recourir aux cordiaux actifs, donner du vin d'Espagne avec un peu de pain, des bouillons succulens, avec des œufs frais, mettre le malade au lit, et lui appliquer sur l'estomac des flanelles trempées dans du vin, chauffé avec de la thériaque.

Dans le cas où les excès vénériens ont occasionné une fièvre aiguë, on ne doit employer la saignée que quand elle est indiquée par la plénitude et la dureté du pouls, et il vaut mieux en faire deux petites qu'une grande. La décoction blanche de l'eau d'orge, avec un peu de lait, quelques prises de nitre, des lavemens avec une décoction de fleur de bonhomme, quelques bains de pied tièdes, et pour nourriture, des bouillons de veau farineux, sont les remèdes véritablement indiqués, et ceux qui ont réussi très-promptement dans les cas où je les ai employés.

Les syptômes demandent rarement un traitement particulier, et ils cèdent au traitement général. On peut cependant joindre quelquefois les fortifians externes aux fortifians internes, quand on veut fortifier plus particulièrement une partie ; et j'ai souvent conseillé, avec succès, des éphithêmes ou des emplâtres aromatiques sur l'estomac, et il n'est pas inutile d'envelopper les testicules dans une fine flanelle, trempée dans quelque liquide fortifiant, et de les soutenir par l'usage d'un suspensoir.

L'on peut placer ici ce que dit Gotter : » J'ai quelquefois guéri la goutte sereine, occasionnée par des excès vénériens, en employant les fortifians internes, et et des poudres nasales céphaliques, qui par l'irritation légère qu'elles produisaient, déterminaient un plus grand afflux des esprits animaux sur le nerf optique.

Il serait inutile d'entrer dans de plus grands détails sur la cure ; quelqu'étendue que je leur donnasse, ils ne pourraient jamais servir à guider les malades sans le secours d'un médecin, pour lesquels ils seraient inutiles. Je me suis plus étendu sur le régime, parce que, quand le mal n'a pas fait de grands progrès, joint à la cessation de la cause, il peut seul opérer la guérison, et que chacun peut s'y astreindre sans aucun danger. Il ne me resterait, pour terminer cette partie, qu'à joindre la cure préservatoire: j'ai senti que cet article manquait à la première édition de cet ouvrage, et que c'était un vide essentiel. Un homme célèbre dans la république des lettres par ses ouvrages, et plus respectable encore par ses talens, ses connaissances et ses qualités personnelles, que par son nom et par les emplois qu'il remplit si dignement dans une des premières villes de Suisse, Iselin, secrétaire d'état à Bâle (il voudra bien me permettre de le nommer) m'a fait sentir ce vide d'une manière bien polie. Je rapporterai le fragment de sa lettre avec d'autant plus de plaisir, qu'il marque précisément ce qu'il faudrait faire. « Je souhaiterais, m'écrit-il, de voir de votre main un ouvrage dans lequel vous expliqueriez les moyens les plus sûrs et les moins dangereux, par lesquels les parens, pendant le temps de l'éducation, et les jeunes gens, lorsqu'ils sont abandonnés à leur propre conduite, pourraient le mieux se préserver de cette violence des desirs, qui les porte à des excès dont naissent des maladies si horribles, ou à des désordres qui troublent le bonheur de la société, et le leur propre. Je ne doute pas qu'il n'y ait une diète qui favorise particulièrement la continence. Je crois qu'un ouvrage qui nous l'enseignerait, joint à la description des maladies produites par l'impureté, vaudrait les meilleurs traités de morale sur cette matière. »

Il a, sans doute, bien raison : rien ne serait plus important que cette addition qu'il désire ; mais rien de plus difficile en la séparant des autres parties de l'éducation, non-seulement médicinale, mais morale. Pour traiter cet article à part, si l'on voulait le traiter bien, il faudrait établir un grand nombre de principes, qui prolongeraient beaucoup trop ce petit ouvrage, et qui lui sont d'ailleurs très-étrangers. Quelques préceptes généraux, isolés des principes et des divisions nécessaires, non-seulement seraient peu utiles, mais pourraient même devenir dangereux : ainsi il vaut mieux renvoyer ce traité à faire partie d'un plus considérable, sur les moyens de former un bon tempérament, et de donner aux jeunes gens une santé ferme : matière qui, quoique traitée par d'habiles gens, n'est pas encore épuisée, tant s'en faut, et sur laquelle il y a une foule de choses extrêmement importantes à ajouter, aussi bien que sur les maladies de cet âge. Ainsi, malgré moi, je ne toucherai point ici cet article. Tout ce que je puis dire, c'est que l'oisiveté, l'inaction, le trop long séjour au lit, un lit trop mou, une diète succulente, aromatique, salée, vineuse, les amis suspects, les ouvrages licencieux, étant les causes les plus propres à porter à ces excès, on ne peut les éviter avec trop de soin. La diète est surtout d'une extrême importance, et l'on n'y fait pas assez d'attention. Ceux qui élèvent les jeunes gens, devraient avoir présente la belle observation de saint Jérôme : « Les forges de Vulcain, les volcans du Vésuve, et le mont

Olympe, ne brûlent pas de plus de flammes que les jeunes gens nourris de mets succulens et abreuvés de vin ». Menjot, l'un des médecins de Louis-le-Grand, dès le milieu jusqu'à la fin du siècle dernier, parle de femmes, que l'excès d'Hypocras jeta dans une extase vénérienne. L'usage du vin et des viandes est d'autant plus fâcheux, qu'en augmentant la force des aiguillons de la chair, il affaiblit celle de la raison, qui doit leur résister. *Le vin et les viandes hébêtent l'ame*, dit Plutarque dans son *Traité du manger des viandes*; ouvrage qui devrait être généralement lu. Les plus anciens médecins avaient déjà connu l'influence du régime sur les mœurs ; ils avaient l'idée d'une médecine morale, et Galien nous a laissé, sur cette matière, un petit ouvrage qui est peut-être ce que l'on a de mieux jusqu'à présent. L'on sera convaincu, après l'avoir lu, de la réalité de sa promesse. Que ceux qui nient que la différence des alimens rend les uns tempérans, les autres dissolus ; les uns chastes, les autres incontinens ; les uns courageux, les autres poltrons ; ceux-ci doux, ceux-là querelleurs ; d'autres modestes, les derniers présomptueux ; que ceux, dis-je, qui nient cette vérité, viennent vers moi ; qu'ils suivent mes conseils pour le manger et pour le boire, je leur promets qu'ils en retireront de grands secours pour la philosophie morale ; ils sentiront augmenter les forces de leur ame ; ils acquerront plus de génie, plus de mémoire, plus de prudence, plus de diligence. Je leur dirai aussi quelles boissons, quels vents, quelle température de l'air, quel pays ils doivent éviter ou choisir. Hypocrate, Platon, Aristote, Plutarque, nous avaient déjà laissé de très-bonnes choses sur cette importante matière, et parmi les ouvrages qui nous restent du pythagoricien Porphire, ce zélé anti-chrétien du troisième siècle, il y en a un de *l'abstinence des viandes*, dans lequel il reproche à Firmus Castricius, à qui il l'adresse, d'avoir quitté la diète végétale, quoiqu'il eût avoué qu'elle était la plus propre à conserver la santé, et à faciliter l'étude de la philosophie, et il ajoute : Depuis que vous mangez de la viande, votre expérience vous a appris que cet aveu était bien fondé. Il y a de très-bonnes choses dans cet ouvrage.

Le préservatif le plus efficace, le seul infaillible, c'est, sans contredit, celui qu'indique le grand homme qui a le mieux connu ses semblables et toutes leurs voies ; qui a vu non-seulement ce qu'ils sont, mais ce qu'ils ont été, ce qu'ils devraient être, et ce qu'ils pourraient encore devenir ; qui les a le plus véritablement aimés ; qui a fait les plus grands efforts en leur faveur ; qui s'est sacrifié pour eux, et qui en a été le plus cruellement persécuté. » Veillez avec soin sur le jeune homme ; ne le laissez seul ni jour ni nuit ; couchez tout au moins dans sa chambre. Dès qu'il aura contracté cette habitude, la plus funeste à laquelle un jeune homme puisse être assujetti, il en portera jusqu'au tombeau les tristes effets ; il aura toujours le corps et le cœur énervés ». Je renvoie à l'ouvrage même pour lire ce qu'il y a d'excellent sur cette matière (1).

La peinture du danger, quand on s'est livré au mal, est peut-être le plus puissant motif de

---

(1) Voyez *de l'Education*, t. 2, p. 232, t. 3, p. 235, etc.

correction ; c'est un tableau effrayant bien propre à faire reculer d'horreur. Rapprochons-en les principaux traits. Un dépérissement général de la machine, l'affaiblissement de tous les sens corporels et de toutes les facultés de l'ame , la perte de l'imagination et de la mémoire , l'imbécilité , le mépris , la honte , l'ignominie qu'elle entraîne après soi ; toutes les fonctions troublées, suspendues , douloureuses ; des maladies longues , fâcheuses , bizarres , dégoûtantes ; des douleurs aiguës et toujours renaissantes ; tous les maux de la vieillesse dans l'âge de la force ; une inaptitude à toutes les occupations pour lesquelles l'homme est né ; le rôle humiliant d'être un poids inutile à la terre ; les mortifications auxquelles il s'expose journellement ; le dégoût pour tous les plaisirs honnêtes ; l'ennui , l'aversion des autres et de soi , qui en est la suite ; l'horreur de la vie , la crainte de devenir suicide d'un moment à l'autre ; l'angoisse pire que les douleurs ; le remords pire que l'angoisse , remords qui , croissant journellement , et prenant sans doute une nouvelle force quand l'ame n'est plus affaiblie par les liens du corps , serviront peut-être de supplice éternel , et de feu qui ne s'éteint point ; voilà l'esquisse du sort réservé à ceux qui se conduiront comme s'ils ne le craignaient pas.

Avant que de quitter l'article du traitement , je dois avertir les malades (et cet avis regarde également tous ceux qui ont des maladies chroniques , surtout quand elles sont accompagnées de faiblesses) qu'ils ne doivent point espérer que l'on puisse réparer dans quelques jours des maux qui sont le produit des erreurs de quelques années. Ils doivent s'attendre aux ennuis d'une cure longue , et s'abstraindre scrupuleusement à toutes les règles du régime : si quelquefois elles paraissent minutieuses, c'est parce qu'ils ne sont pas en état d'en sentir l'importance ; et il faut qu'ils se répètent sans cesse que l'ennui de la cure la plus rigide est fort inférieur à celui de la maladie la plus légère. Qu'il me soit permis de le dire, si l'on voit des maladies curables qui ne guérissent point, parce qu'elles sont mal traitées, l'on en voit aussi un grand nombre que l'indocilité du malade rend incurables, malgré les secours les mieux indiqués de la part du médecin. Hypocrate exigeait, pour mieux s'assurer du succès, que le malade, le médecin et les assistans fissent également leur devoir : si ce concours était moins rare, les issues heureuses seraient plus fréquentes. « Que le malade, dit Aretée, soit courageux, et qu'il conspire avec le médecin contre la maladie. » J'ai vu les maladies les plus rebelles céder à l'établissement de cette harmonie; et des observations très-récentes m'ont démontré que la férocité même des maladies cancéreuses cédait à des cures ordonnées peut-être avec quelque prudence, mais surtout exécutées avec une docilité et une régularité dont les succès font l'éloge.

ARTICLE IV.

Maladies analogues.

SECTION XI.

Les pollutions nocturnes.

J'ai montré les dangers d'une évacuation trop abondante de semence par les excès vénériens et par la masturbation, et j'ai dit, au commencement de cet ouvrage, qu'elle se perdait aussi par les pollutions nocturnes dans des songes lascifs, et par cet écoulement connu sous le nom de *gonorrhée simple* : j'examinerai brièvement ces deux maladies.

Telles sont lés lois qui unissent l'ame au corps, que, lors même que les sens sont enchaînés par le sommeil, elle s'occupe des idées qu'ils lui ont transmises pendant le jour.

Lex quæ in vitâ usurpent homines cogitant, curant, vident,
Quæque aiunt vigilantes agitantque, ea si cui in somno accidunt,
Minus, mirum est. Acc.

Une autre loi de cette union, c'est que, sans troubler cet enchaînement des autres sens, ou, pour ôter toute équivoque, sans leur rendre la sensibilité aux impressions externes, l'ame peut, dans le sommeil, faire naître les mouvemens nécessaires à l'exécution des volontés que les idées dont elle s'occupe lui suggèrent. Occupée d'idées relatives aux plaisirs de l'amour, livrée à des songes lascifs, les objets qu'elle se peint produisent sur les organes de la génération les mêmes mouvemens qu'ils y auraient produits pendant la veille, et l'acte se consomme physiquement, s'il se consomme dans l'imagination. L'on sait ce qui arriva à Horace dans un des gîtes de son voyage à Brindes.

Hic ego mendacem stultissimis usque puellam
Ad mediam noctem expecto : somnus tamen auffert
Intentum veneri : tum immundo somnia visu
Nocturnam vestem maculant ventremque supinum.

Ces organes, à leur tour, irrités les premiers ne réveillent quelquefois que l'imagination, et suscitent des songes qui se terminent comme les précédens.

Ces principes servent à expliquer les différentes espèces de pollutions.

La première est celle qui vient d'une surabondance de semence ; c'est celle des gens à la force de l'âge, qui sont sanguins, vigoureux, chastes. La chaleur du lit venant à raréfier les humeurs, et la liqueur spermatique étant plus susceptible de raréfaction qu'un autre, les vésicules irritées entraînent l'imagination, qui, dénuée des secours qui lui feraient voir l'illusion, s'y livre toute entière : l'idée du coït en produit l'effet dernier, l'éjaculation. Dans ce cas, cette évacuation n'est point une maladie ;

c'est plutôt une crise favorable, un mouvement qui débarrasse d'une humeur qui, trop abondante et trop retenue, pourrait nuire; et quoique quelques médecins, qui n'ajoutent foi qu'à ce qu'ils ont vu, l'aient nié, il n'en est pas moins vrai que cette liqueur peut, par son abondance, produire des maladies différentes du priapisme ou de la fureur utérine.

Qu'on me permette une courte digression sur cette question, elle n'est pas étrangère à mon sujet.

A semine retento multos produci morbos memorat Galenus, et exemplum in historiâ monstrat. Ille novit virum et mulierem quibus hujusmodi erat natura, qui præ viduitate à libidinis usu abstinentes, torpidi, pigrique facti sunt. Homo cibi cupiditatem amisit, ne exiguam quidem ciborum partem concoquere potuit; ubi verò seipsum cogendo, plus cibi ingerebat, protinùs ad vomitum excitabatur: mæstus etiam apparebat, non solùm has ob causas, sed etiam (ut melancholici solent) citrà manifestam occasionem: mulier verò præter cætera mala, nervorum quoque distentione vexabatur. Verùm hi quàm celerrimè liberati sunt, ad pristinam consuetudinem reversi. Dùm Montis-pessulani eram, observationem ferè persimilem vidi. Mulier valens, quadragesimum ætatis suæ annum complens, exiguo post tempore vidua, quæ anteà cum viri concubitu gauderet, hoc omninò post obitum ejus fuerit privata, incidit tam violentèr in affectu histerico, ut deficere videretur actiones sensuum: cùm nullum remedium in eâ accessus tolerare potuerat, nisi titillatio partium genitalium (veluti per coïtum usu venire solet.) Indè agitabatur toto corpore, et à copiosâ pol-

lutione seminis evacuabatur, quo facto libera est mulier à molestiâ suâ.

Aliam observationem Zacutus refert : ex câdem causâ patiebatur puella, quæ ex intervallis paroxiysmo ita convellebatur, ut accedente difficili respiratione, totâ convulsâ, sine sensu ullo, oculis distortis, nimio dentium stridore præcedente cum linguâ tremulâ animam efflare videretur. Cui cùm plurima auxilia quæ in hac occasione utilia sunt, non juvarent, pessaria ex acri consecta utero applicanda curavit, ex quorum admotione, titillatione et fervore quodam in utero concitato, copiosum seminem excernens, ab accessione sævâ superstes remensit.

Historiam monialis Hoffmanus narrat, quæ ob câdem causâ, ab câdem evacuatione, aliquoties paroxysmum solvebat.

Homines duo, inquit Zacuatus, quùm concubitu quo anteà creberrimè utebantur, privarentur, in gravissima damna incurêre : alter in otio et mollitie educatus cùm tabi esset propinquus, à coïtu cùm cessarit, huic sensim, et sine sensu umbilicus intimuit. Nuptus, et ad concubitum reversus, sanitatem recuperavit. Alter verò nobilissimus, adeò erat coïtûs studio deditus, ut lassatus et debilis cogeretur hâc de causâ ad tempus lecto quiescere. Ecce post sex menses, nauscâ correptus, vertigine concutitur, et post paucos dies epilepsiâ sævâ opprimitur. Ab accessione auxiliorum ope levatus, medicorum præsidia expostulat. Hi, sympathicam epilepsiam à vitio ventriculi subortam rati, tonum et ventriculum à vitiosis humoribus purgant, et roborant, sed frustrà. Nam malo ferociùs infestante, post paucas horas velut sideratus extinctus est. Dissecto cor-

pore, nullum vitium in stomacho, cerebro, reliquisque partibus, inventum, prœterquam in civitate vasis semen in penem deferentis et ulceribus sordidis, ab hâc virulentâ substantiâ retentâ concretis.

Dom. Zinde dissertationem Basileœ publicavit, jam quindecim abhinc annis, ubi observationes morborum à semine retento acri productis in unum collegit, quœ lectu non indignœ sunt.

Hic subjici potest quœ Dom. Sauvages dixit, de mulierum castitate: quœ pudori litant, sed tantâ veneris cupiditate incenduntur, et eò ardentiùs ac miserabiliùs flagrant, quò ardorem suum regunt accuratius: indè mœror, agrypina, anorexia, macies, pollutiones frequentes. Ille celebris Medicus puellam novit hujuscemodi quœ ad cenis putidi et inficeti pedes prostrata et accerimè suam calamitatem deplorans, intercà hisce invitis seminis profluviis erat obnoxia, à duobus annis his miseriis cruciata, et castimoniam mentis intemeratam servans, immanè patiebatur veneris desiderium sensitivum cui constanter reluctabatur voluntas.

Un médecin respectable par son savoir et par son âge, qui a suivi long-temps les armées autrichiennes en Italie, m'a dit avoir remarqué que ceux des soldats allemands qui n'étaient pas mariés, et qui vivaient sagement, étaient souvent attaqués d'épilepsie, de priapisme, ou pollutions nocturnes; accidens qui venaient d'une secrétion trop abondante de semence, et peut-être de ce qu'elle avait plus d'âcreté dans un climat plus chaud que leur patrie, et où la diète est plus succulente.

Le docteur Jacques, que j'ai déjà cité ailleurs, avait fait une thèse sur les maladies produites par la privation du plaisir vénérien. Reneaume en a fait une autre sur la *virginité claustrale*, dont l'objet est le même.

Enfin, sans parler de quelques autres, Gabius met la continence excessive dans la classe des causes des maladies. Il est rare, dit-il, qu'elle produise quelques maux; on l'a vue cependant dans quelques hommes nés avec beaucoup de tempérament, et qui forment beaucoup de semence, et dans quelques femmes; il fait ensuite l'énumération de ces maux. L'on ne doit donc point en nier l'existence, mais l'on peut en affirmer la rareté, surtout dans ce siècle, qui paraît être celui de la faiblesse, et l'on se trompe tous les jours, en attribuant indistinctement à cette cause toutes les maladies qui attaquent les personnes nubiles du sexe, en leur conseillant le mariage pour tout remède; remède souvent mal indiqué, et souvent nuisible, parce qu'il ne peut pas détruire les vices qui entraînaient la maladie, et qu'il ne fait qu'ajouter aux mots passés, ceux que la grossesse et lés couches produisent ordinairement dans les personnes languissantes. Je reviens aux pollutions.

L'on a vu que la première espèce, produite par une surabondance de semence qu'elle évacue, n'était pas un mal en elle-même; mais elle peut le devenir en revenant trop fréquemment, et lors même qu'il n'y a plus de surabondance nuisible. J'ai déjà observé qu'une évacuation disposait à une suivante, tant est grande la force de l'habitude, qui consiste en ce que la réitération des mouvemens les rend plus faciles, et qu'ils se produisent par la plus légère cause; observation d'une grande utilité pour l'intelligence de l'économie animale, sur laquelle Galien, et surtout Maty, on dit d'excellentes choses, mais qui n'a cependant pas encore été pleinement traitée, et il en résulte cet inconvénient, c'est que les évacuations en deviennent une suite, indépendamment du besoin, et lors même qu'il n'existe pas. Alors elles sont très-fâcheuses, et elles ont tous les dangers de l'évacuation excessive procurée par d'autres moyens. Satyrus, surnommé Grypalopex, demeurant à Thasus, eut, dès l'âge de vingt-cinq ans, de fréquentes pollutions nocturnes; quelquefois même la semence s'écoulait pendant le jour. Il mourut de consomption dans sa trentième année.

Zimmermann me parle d'un homme savant, à qui les pollutions avaient fait perdre toute l'activité de son esprit, et dont le corps était exactement dans l'état décrit par Boerhaave. L'on a vu, page 6, les maux que Hoffmann observa après des pollutions. Les symptômes les plus ordinaires, quand le mal n'a pas fait encore de bien grands progrès, c'est un accablement continuel, plus considérable le matin, et de vives douleurs de reins. L'on me consulta, il y a quelques mois, pour un vigneron âgé de cinquante ans, très-robuste auparavant, et que des pollutions fréquentes depuis trois ou quatre mois avaient si prodigieusement affaibli, qu'il ne pouvait travailler que quelques heures par jour; souvent même il en était empêché par des douleurs de reins qui le retenaient au lit, et il maigrissait journellement. Je donnai quelques conseils, dont j'ai ignoré l'exécution et l'effet.

J'ai connu un homme devenu sourd pendant quelques semaines, après un long rhume négligé, qui, quand il avait une pollution nocturne, était beaucoup plus sourd le lendemain, avec beaucoup de mal-aise; et un autre affaibli par plusieurs causes, qui, après la pollution, se réveille dans un engourdissement si général, qu'il est comme paralytique pendant une heure, et fort abattu pendant plus de vingt-quatre.

L'on peut mettre dans cette première classe les pollutions de ceux qui, ayant été accoutumés à de fréquentes émissions, les suspendent tout-à-coup. Telles étaient celles d'une femme dont parle Galien; elle était dans le veuvage depuis quelque temps, et la rétention du sperme lui procurait des maladies de l'utérus; elle eut dans le sommeil, des mouvemens des lombes, des bras et des jambes, qui étaient convulsifs, et qui furent accompagnés d'une émission abondante de sperme épais, avec la même sensation que dans le coït. Une danseuse fut blessée par hasard près du sein gauche, fort légèrement; le chirurgien lui prescrivit une diète assez sévère, et lui défendit des plaisirs dont elle était en usage de jouir souvent. La troisième nuit de cette privation, à laquelle elle se soumit, en négligeant la diète, elle eut une pollution qui revenant plusieurs fois toutes les nuits suivantes, la maigrissait à vue d'œil, et lui causait de violens maux de reins. La plaie ne laissait pas de guérir, et l'eût été tout-à-fait si elle s'était ménagée pour les alimens et la boisson. Le chirurgien, ferme dans ses principes, continuait son interdiction, la saignait et la purgeait. Ennuyée et affaiblie, elle laissa les remèdes, reprit son ancien train: la faiblesse et les douleurs se dissipèrent bien vite.

Mais qu'on se garde bien de conclure de cette

observation l'inutilité du précepte des plus grands maîtres en chirurgie, qui, fondés sur d'autres observations, interdissent sévèrement le coït aux blessés ; il n'y a point de praticien, qui n'ait pu se convaincre par soi-même combien il leur est nuisible. J'en rapporterai un seul exemple dans lequel la masturbation fut mortelle ; et dont G. Fabrice de Hildan nous a conservé l'histoire. Cosme Sotan avait coupé la main à un jeune homme qui l'avait eue meurtrie par un coup de feu ; comme il le connaissait très-ardent, il lui défendit sévèrement tout commerce avec sa femme, qu'il avertit aussi du danger. Mais quand tous les accidens furent dissipés, et que la guérison était en bon train, le malade se sentant des désirs auxquels sa femme ne voulut pas repondre, il se procura, sans coït, une émission de semence qui fut immédiatement suivie de fièvre, de délire, de convulsions, et d'autres accidens violens, dont il mourut au bout de quatre jours.

J'ai vu un jeune marié, qui se jetant étourdiment du siège d'un cabriolet, tomba à côté ; la roue de derrière lui passa sur le pied, entre le talon et la cheville ; il n'eut ni fracture ni luxation, mais une forte contusion; se trouvant bien au bout de cinq jours, il se conduisit comme s'il n'eût point eu d'accident. Deux heures après toute la jambe enfla, avec des douleurs inouïes, et une forte fièvre qui dura près de trente heures. Revenons.

Ce que j'ai dit au commencement de cette section, sur la liaison entre les rêves et les idées, dont l'ame s'est occupée pendant le jour, sert à expliquer pourquoi les masturbateurs sont si sujets aux pollutions nocturnes : leur ame, occupée pendant tout le jour d'idées vénériennes se représente pendant la nuit les mêmes objets, et le songe lascif est suivi d'une évacuation qui est toujours prête à se faire quand les organes ont acquis un degré considérable d'irritabilité.

Il est important de prévenir de bonne heure les progrès de l'habitude, et quelle que soit la cause première des polluations, de ne pas les laisser invétérer. Quand elles ont duré long-temps, elles se guérissent très-difficilement. « Il n'y a point de maladie, dit Hoffmann, qui tourmente plus les malades, et donne plus de peine aux médecins, que des pollutions nocturnes qui ont duré long-temps, et qui sont devenues habituelles, surtout si elles reviennent tous les jours. L'on emploie les meilleurs remèdes presque toujours inutilement, souvent même ils font plus de mal que de bien. »

Tous les médecins qui ont écrit sur cette maladie, en ont dit la guérison très-difficile, et tous les médecins qui ont eu occasion de la traiter, l'ont éprouvé eux-mêmes, et l'on ne doit point en être surpris. A moins que l'on ne pût, ou redonner aux organes leur force, ou diminuer leur irritabilité, pendant le temps qui s'écoule entre deux pollutions, ce qui est impossible, ou prévenir tout-à-fait le retour des songes lascifs, ce qui n'est pas plus aisé, on doit être sûr que la pollution reviendra, et qu'elle détruira presque tout le bien que peut avoir opéré la quantité de remèdes qu'on a employée depuis la dernière : on ne peut donc gagner d'une pollution à l'autre qu'un infiniment petit, et il faut en accumuler un grand nombre avant que d'obtenir un effet sensible.

Cœlius Aurélianus a rassemblé tout ce que les anciens ont dit de mieux sur le traitement.

Il veut 1. que le malade évite, autant qu'il est possible, toute idée vénérienne: 2. Qu'il soit couché sur un lit de matière dure et rafraîchissante, qu'il applique sur ses reins une mince plaque de plomb; qu'il applique, sur toutes les parties qui font le siège de la maladie, des éponges trempées dans de l'eau et du vinaigre, ou des choses rafraîchissantes, comme les balaustes, l'acacia, l'hypociste, le psillium: 3. qu'il ne fasse usage que d'alimens et de boissons qui rafraîchissent et qui resserrent; il lui conseille, 4. les fortifians: 5. l'usage du bain froid: 6. de ne jamais se coucher sur le dos, mais toujours sur le côté ou sur le ventre. Ce conseil est plein de bonnes choses; mais voyons plus distinctement quelle est l'indication qui se présente; c'est de diminuer la quantité de la semence, et de prévenir les rêves.

La diète et le régime général sont beaucoup plus propres à la remplir que les remèdes. Les alimens les plus convenables sont ceux qui sont tirés du régime végétal, les légumes et les fruits, parmi les viandes, celles qui contiennent le moins de substance. Dans l'une et l'autre classe, il faut faire choix de ceux qui n'ont aucune âcreté. L'on a déjà vu plus haut l'influence de ce régime sur la tranquillité du sommeil, on ne peut trop le recommander aux personnes affligées de pollutions nocturnes, à qui cette tranquillité est si nécessaire. Elles doivent surtout renoncer au souper, ou au moins ne souper que très-légèrement; cette seule attention contribue plus à opérer la guérison que tous les remèdes.

J'ai vu, il y a quelques années, un jeune homme qui avait presque toutes les nuits une pollution nocturne, et qui avait déjà eu quelques accès de *cochemar*. Un chirurgien-barbier lui ordonna de prendre, en se couchant, quelques verres d'eau chaude, qui, sans diminuer les pollutions, augmentèrent la dernière maladie, les deux maux se réunirent et revinrent toutes les nuits; le fantôme du cochemar était une femme, qui occasionnait en même temps la pollution. Affaibli par cette double maladie, et par la privation d'un sommeil tranquille, il marchait à grands pas vers une consomption. Je lui ordonnai de ne prendre à souper qu'un peu de pain et quelques fruits crus; de souper de bonne heure, et de prendre, en entrant au lit, un verre d'eau fraîche avec quinze gouttes de liqueur anodine minérale d'Hoffmann. Il ne tarda pas à reprendre un sommeil tranquille; les deux maladies se dissipèrent entièrement, et il recouvra bientôt ses forces.

Les viandes indigestes et les viandes noires, surtout le soir, sont un véritable poison pour ce mal, et je le répète, sans la privation d'un souper, surtout animal, les autres remèdes ne sont d'aucune utilité. Le vin, les liqueurs, le café, nuisent par plusieurs endroits. La meilleure boisson est l'eau pure, sur chaque bouteille de laquelle on peut dissoudre avec succès une drachme de nitre. J'ai cependant vu, il n'y a pas long-temps, un malade à qui le nitre nuisait, en lui procurant les plus fréquentes pollutions : j'attribuai cet effet à deux causes : l'une, c'est qu'il avait les nerfs très-faibles, et dans ces tempéramens, le nitre agit comme irritant; l'autre, c'est qu'il augmente considérablement les urines : la vessie se remplit plus promptement pendant la nuit, et l'on sait que la tension de la vessie est une des causes déterminantes des pollutions.

Le précepte que donne Cœlius d'éviter les lits mous, est de la plus grande importance ; il n'y faut point souffrir de plume ; la paille serait de beaucoup à préférer au crin, et j'ai vu quelques malades qui se sont bien trouvés de couvrir le matelas d'un cuir. Le conseil de ne pas se coucher sur le dos est également nécessaire; cette situation nuit, en contribuant à rendre le sommeil plus agité, et en échauffant davantage les parties génitales. Enfin, comme l'habitude a ici une très-grande influence, et qu'il importe de la rompre, l'observation suivante pourra fournir un moyen d'y réussir. Je la tiens d'un Italien, respectable par ses vertus, et l'un des plus excellens hommes que je me rappelle d'avoir vus. Il me consultait pour une maladie très-différente ; mais afin de mieux m'instruire, il me fit toute l'histoire de sa santé. Il avait été incommodé, cinq ans auparavant, de pollutions fréquentes qui l'épuisaient totalement. Il résolut fortement le soir de se réveiller au premier moment où une femme frapperait son imagination, et s'occupa long-temps de cette idée, avant que de s'endormir. Le remède eut le plus heureux succès ; l'idée du danger, et la volonté de se réveiller, unies étroitement la veille à l'idée d'une femme, se produisirent, au milieu du sommeil, en même-temps que cette dernière ; il se réveilla à temps, et cette précaution réitérée pendant quelques soirs dissipa le mal.

Mais que ces deux derniers cas n'inspirent pas trop de sécurité, il en est contre lesquels les meilleurs remèdes échouent, celui que Hoffmann rapporte en est un exemple, et l'on doit d'avance donner aux malades l'avis qu'il donnait aux siens : c'est que dans une longue persévérance dans l'usage des remèdes, on ne doit en attendre aucun effet ; ou plutôt dans ce cas, où le régime est l'essentiel, ce n'est souvent qu'en l'observant long-temps, qu'on peut éprouver un soulagement sensible. Si l'on emploie des remèdes, ils doivent être fondés sur la même indication que le régime. Il n'y a pas long-temps que j'ai vu une saignée assez abondante emporter le mal. Les poudres nitreuses, la limonade, les esprits acides, les laits d'amande, peuvent être d'un bon usage.

Hoffmann employa pour le masturbateur qui, après avoir quitté ses infamies, tomba dans des pollutions, la poudre suivante :

R.C. C.ppchicè. ppatt. ossis. sepiœ aa. unc. S. succini cum instillat. olei. tartar. per deliquium ppat. dr. II. carcar. dr. I. dont il prenait une drachme le soir avec de l'eau de cerises noires ; le matin, les eaux de Selter et le lait ; pour boisson, une tisane de santal, de racines d'esquine, de chicorée, de corsonère et de canelle. Moyennant ces secours et une diète convenable, le malade guérit en quelques semaines. Zimmermann a guéri, par l'usage de la même poudre, des pollutions très-fréquentes, suivies des langueurs ordinaires, et qui avaient duré quelques années chez un jeune homme de vingt-un ans. Il n'est pas aisé d'expliquer comment cette poudre, qui n'est qu'un simple absorbant, fait du bien, mais j'ai vu de bons effets du camphre.

Une autre espèce de pollutions, ce sont celles des hypocondriaques. La circulation, chez eux, se fait lentement, surtout dans les veines du bas-ventre ; par là même, les parties d'où elles rapportent le sang, sont souvent engorgées, les nerfs sont aisément mis en mouvement ; leurs humeurs ont un caractère d'âcreté très-propre à irriter ; leur sommeil est ordinairement troublé par des songes : voilà bien des raisons de pollutions ; aussi, ils y sont extrêmement sujets. « L'imagination, dit Boerhaave, produit souvent, pendant le sommeil, des émissions de semence. Les gens de lettres les plus assidus, et les rateleux, sont sujets à cet accident, et l'écoulement de la semence est souvent si considérable, qu'ils tombent dans l'atrophie. » Cette maladie a pour eux des suites d'autant plus fâcheuses, qu'ils ne se livrent jamais à quelques excès dans ce genre, sans en être extrêmement incommodés. Fleming l'a heureusement exprimé :

Non veneri crebrò licet unquam impunè litare.

Il n'y a qu'un moyen de curation, c'est d'attaquer la maladie principale. L'on commence par détruire les engorgemens ; ensuite l'on emploie les bains froids, et cette salutaire écorce que Dieu veuille nous conserver. C'est alors véritablement le cas de ces deux puissans remèdes, auxquels on peut quelquefois allier le mars. Si les attentions sur le choix des alimens sont nécessaires dans tous les cas, elle le sont plus particulièrement dans celui-ci. Les hypocondriaques font généralement très-mal les digestions ; les alimens mal digérés produisent des gonflemens flatueux qui, troublant la circulation, les disposent aux pollutions de deux façons : 1. en génant le retour du sang dans les veines génitales : 2. En troublant la tranquillité du sommeil, et en disposant par-là même aux rêves. On sent par-là la raison de la défense que Pythagore faisait à ses disciples, de manger des alimens flatueux, qu'il regardait avec raison comme nuisibles, tant à la netteté et à la force des fonctions de l'ame, qu'à la chasteté. Outre les deux raisons que j'en ai données, pourrais-je hasarder d'en indiquer une troisième que j'ai eu fortement lieu de soupçonner chez deux malades ! c'est l'expension de l'air dégagé des fluides dans les corps caverneux ; ce qui produisait une érection et le prurit vénérien. Personne n'ignore que toutes nos liqueurs sont imprégnées de ce fluide, mais que, tant qu'elles sont parfaitement saines, il est comme incarcéré et privé de toute élasticité. De grands physiciens avaient cru qu'il n'y avait que deux moyens de la lui rendre ; un degré de chaleur plus considérable qu'on ne l'observe jamais dans le corps animal, et la putréfaction. Mais une foule d'observations de maladies produites par l'air ainsi dilaté, ont prouvé qu'indépendamment de ces deux causes, il y avait d'autres altérations dans les fluides, qui opéraient le même effet, et ces altérations paraissent plus fréquentes chez les hypocondriaques : ainsi, il n'est point étonnant que les corps caverneux soient le siège de ce développement d'air maladif ; il n'y a, au contraire, point de partie qui paraisse devoir y être plus exposée : si l'on n'y a pas fait attention plutôt, c'est vraisemblablement manque d'observateurs, plutôt que d'observations. Celles-ci font sentir toute la nécessité d'éviter ces alimens qui, plus chargés d'air que les autres, incommodent, et par celui qui s'en répare dans les premières voies, et par celui qu'ils portent dans le sang. Tout le monde sait que la bière nouvelle, qui est extrêmement flatueuse, occasionne de violentes érections ; et j'ai vu, depuis la dernière édition de cet ouvrage, que Thierry, un des plus savans médecins, et des plus célèbres praticiens de France, a connu ces érections flatueuses.

L'on peut placer ici, comme analogue à cette dernière espèce de pollution, et attaquant principalement les mélancoliques, une maladie qu'on pourrait appeler *fureur génitale* : elle diffère du priapisme et du satyriasis : je la peindrai par une observation que j'avais déjà publiée dans la première édition latine de cet ouvrage, et omise dans la française. Un homme âgé de cinquante ans en était atteint depuis plus de vingt-quatre ; et, dans ce long terme, il n'avait pas pu se passer vingt-quatre heures de femmes, ou de l'horrible supplément de l'Onanisme ; et il réitérait ordinairemeet les actes plusieurs fois par jour. Le sperme était clair, âcre, stérile ; l'évacuation très-prompte. Il avait les nerfs excessivement affaiblis ; des accès de mélancolie ; et des vapeurs très-violentes ; les facultés abruties, l'ouïe très-pesante, les yeux extrêmement faibles : il est mort dans l'état le plus triste. Je ne lui ai jamais conseillé de remèdes ; il en avait pris un grand nombre; plusieurs ne lui avaient rien fait; tous ceux qui étaient chauds lui avaient nui; le seul quinquina, infusé dans du vin, que lui avait ordonné Albinus, l'avait soulagé ; et l'autorité de ce grand médecin est un nouveau témoignage bien respectable en faveur de ce remède. On trouve parmi les consultations de Hoffmann un cas à-peu-près semblable ; le prurit vénérien était presque continuel, et l'ame et le corps étaient également énervés.

SECTION XII.

Gonorrhée simple.

« La *Gonorrhée*, dit Galien, qui ne connaissait que la simple, est un écoulement de semence. » Plusieurs auteurs de tous les siècles en parlent, et Moïse, le plus ancien de tous. L'on trouve, dans les observations d'Hypocrate, l'exemple d'un montagnard, dont la maladie paraît avoir été un marasme, et qui avait un écoulement involontaire d'urine et de semence. Boerhaave paraît cependant mettre cette maladie au nombre des choses douteuses, « On lit, dit-il, dans quelques livres de médecine, que la semence s'est quelquefois écoulée sans qu'on l'ait sentie. Mais cette maladie doit être très-rare; et je ne sache pas que la semence se soit écoulée sans quelque chatouillement, ou ce n'était pas de la vraie semence séparée dans les testicules et accumulée dans les vésicules séminales, quoique j'aie vu la liqueur des prostates s'écouler. » Cette autorité est sans doute bien respectable; mais, outre que Boerhaave ne décide point positivement, il a contre lui tous les médecins; et, pour ne point sortir de son école, l'un de ses plus illustres disciples, Gaubius, admet l'évacuation de semence sans sensations. Mes propres observations ne me laissent pas douter de l'existence de l'une et de l'autre maladie. J'ai vu des hommes qui, après une gonorrhée virulente, après des excès vénériens ou des masturbations, avaient un écoulement continuel par la verge, mais qui ne les rendait pas incapables d'érection et d'éjaculation ; ils se plaignaient même qu'une seule éjaculation les affaiblissait plus qu'un écoulement de quelques semaines; preuve évidente que la liqueur de ces deux évacuations n'était pas la même, et que celle qui sort par la gonorrhée, ne vient que des prostates, de quelques autres glandes qui entourent l'urètre, des follicules répandues dans toute sa longueur, ou enfin des vaisseaux exhalans dilatés. J'en ai vu d'autres qui avaient, comme les premiers, un écoulement qui les affaiblissait beaucoup plus, qui les rendait incapables de tout prurit-vénérien, de toute érection, et par-là même de toute éjaculation, quoique les testicules ne parussent point hors d'état de faire leurs fonctions. Il me paraît démontré que, dans ces derniers, la vraie semence testiculaire s'écoulait sans sensation. Et, quand on connaît la structure des parties génitales, l'on se persuade aisément que la première maladie doit être beaucoup plus fréquente que la dernière; mais l'on comprend très-bien l'existence de celle-ci. Les auteurs exacts ont appelé *gonorrhée vraie*, celle dans laquelle ils ont cru que la matière de l'écoulement était la vraie semence: et l'autre *gonorrhée bâtarde* ou *catarrhale*.

Les dangers de cet écoulement sont très-considérables ; l'on a vu, page 2, le tableau qu'Aretée en fait : « Comment, dit-il au même endroit, ne serait-on pas faibles, quand ce qui fait la force de la vie se perd continuellement ? La seule semence est ce qui fait la force de l'homme. » Celse, qui vivait avant Aretée, dit positivement que l'écoulement de semence sans sensation vénérienne, mène à la consomption. Jean, fils de Zacharie, plus connu sous le nom d'Actuarius dans l'ouvrage qu'il composa en faveur de l'embassadeur que l'empereur de Constantinople envoyait dans le Nord, pense comme les auteurs que j'ai déjà cités. « Si l'écoulement de semence qui se fait sans érection et sans sensation, dure quelque temps, il produit nécessairement la consomption et la mort, parce que la partie la plus balsamique des humeurs et les esprits animaux se dissipent. »

Les auteurs les plus modernes pensent comme les anciens. Tout le corps maigrit, dit Sennert, et surtout le dos; les malades deviennent faibles, secs, pâles; ils languissent; ils ont des douleurs de reins; les yeux se creusent. » Boerhaave range cette gonorrhée parmi les causes de la paralysie; et l'on remarquera que, dans cet endroit, il admet la gonorrhée de véritable semence.

« La paralysie, dit-il, qui vient de la gonorrhée, est incurable, parce que le corps est épuisé (1). » On trouve, dans une très-bonne dissertation de Kœmpf, des observations fort intéressantes.

Cette maladie peut dépendre de plusieurs causes éloignées. La cause prochaine est pres-

(1) De morb. nervor. p. 717. Cet ouvrage, recueilli de ses leçons depuis 1730 jusqu'en 1735, et postérieur par-là même de quelques années aux leçons recueillies par de Haller, prouve que Boerhaave avait changé de sentiment sur la possibilité de la gonorrhée vraiment séminale; et l'on sait que ce grand homme était toujours prêt à abjurer ses anciennes idées pour en adopter de nouvelles, dès qu'il était convaincu qu'elles étaient plus justes.

que toujours combinée d'un vice dans les liqueurs qui s'écoulent, qui sont trop tenues et souvent trop âcres, et d'un grand relâchement des parties. Le vice des liqueurs dénote un défaut d'élaboration, qui dépend d'une faiblesse générale, qui exige les toniques, que la faiblesse des organes indique aussi; les circonstances concourantes décident sur le choix. Il serait hors de place d'entrer ici dans tous ces détails, sur lesquels on trouvera de bonnes choses dans plusieurs auteurs, et surtout dans Sennert, l'auteur du meilleur abrégé de Médecine-pratique qu'on ait.

Les mêmes remèdes, indiqués dans le courant de cet ouvrage, contre les autres suites de la pollution, le sont contre celle-ci; le bain froid, le quinquina, le mars, les autres roborans. Boerhaave dit que l'hépatique produit d'excellens effets, *egregios sanè præstat usus*, dans la gonorrhée invétérée, qui dépend du relâchement des organes. Quelquefois, pour détourner la tendance que l'habitude donne aux humeurs sur la même partie, on peut commencer par quelques laxatifs; il y a même de grands médecins qui leur ont attribué une efficacité presque spécifique contre cette maladie; l'expérience, plus encore que la raison, m'a prouvé le contraire. Et ceux qui se donneront la peine de lire les auteurs que j'ai nommés plus haut, verront qu'ils n'ordonnent rien de laxatif.

Actuarius ordonne des choses qui fortifient sans échauffer.

Aretée, qui veut qu'on y remédie incessamment, vu le danger dont elle menace, n'ordonne que des fortifians, l'abstinence des plaisirs de l'amour, et le bain froid.

Celse, des ouvrages duquel l'un et l'autre

ont profité, ordonne des frictions, et surtout le bain d'eau extrêmement froide (*lautionesque quàm frigidissime*); il veut que tout ce qu'on mange et qu'on boit, on le prenne froid; qu'on évite tous les alimens qui peuvent engendrer des crudités, des vents, et augmenter l'âcreté de la semence. Fernel ordonne des alimens succulens, aisés à digérer, et des électuaires restaurans.

Si la promesse de Languius, qui osait jurer que les purgatifs et la diète guériraient cette maladie, est vraie, ce ne peut être que dans le cas où elle serait produite par une mauvaise diète, qui aurait donné lieu à des obstructions dans le bas-ventre, et fait dégénérer toutes les humeurs, sans que les solides eussent encore reçu d'atteintes bien considérables; et il n'a eu en vue que ce cas; car s'ils avaient reçu une atteinte un peu considérable, les purgatifs devraient, nécessairement être aidés par les roborans. Telle était la gonorrhée que Regis observa, et dont Graanem nous a conservé le détal. « Un homme, dit-il, d'un tempérament pituiteux, ayant fait long-temps usage d'alimens humectans, fut attaqué d'un écoulement d'une humeur aqueuse, crue, visqueuse, qui sortait sans sentiment. Il maigrissait, ses yeux se cavaient; il perdait tous les jours ses forces. Regis commença par les purgatifs, pour évacuer ces humeurs pituiteuses; ensuite il lui ordonna les fortifians, et les alimens desséchans; enfin, si cela ne suffisait pas, il conseillait un caustique à chaque jambe. Mais cette méthode des purgatifs ne peut jamais convenir, quand cette maladie est la suite des excès vénériens, et qu'elle dépend, comme dit Sennert, « de la faiblesse que les vésicules séminales ont contractée par les alternatives si fréquentes de réplétion et d'inaction. »

Le détail de quelques cas fera mieux saisir la véritable curation.

Timée en fournit un qui ne peut être mieux placé qu'ici. « Un jeune homme, dit-il, étudiant en droit, d'un tempérament sanguin, se polluait manuellement deux ou trois fois par jour, et quelquefois plus souvent; il tomba dans une gonorrhée, accompagnée d'une faiblesse de tout le corps. Je regardai la gonorrhée comme une suite du relâchement occasionné dans les vaisseaux séminaux; et la faiblesse dépendait de la fréquente effusion de semence, qui avait dissipé la chaleur naturelle, amassé des crudités, lésé le genre nerveux, abruti l'ame et affaibli tout le corps. » Il lui ordonna un vin fortifiant, avec les astringens, et les aromatiques infusés dans le gros vin rouge, un opiat de même nature, et un onguent composé d'huiles de roses, de mastic, de nitre, de bol d'Arménie, de terre sigillée, de balaustes et de cire blanche. « Le malade fut guéri au bout d'un mois de ce mal honteux, et je l'avertis de s'abstenir à l'avenir de cette infâme débauche, et de se souvenir de la menace de l'Éternel, qui exclut les mous du royaume des cieux. *Cor.* 1, *c.* 6.

« Un des meilleurs médecins que nous avons en Suisse, me marque Zimmermann, G. M. Wepfer, de Schaffouse, dont l'autorité ne peut être que d'un très-grand poids, assure avoir guéri un écoulement continuel de semence, suite de la masturbation, par le secours de la teinture de mars de Ludovic. Veslin de Zurzach, m'a confirmé la même chose sur sa propre expérience. Pour moi, ajoute mon ami, je n'en ai pas vu d'aussi bons effets. »

Le professeur Stehelin parle d'un homme lettré qui était affligé d'une effusion involontaire de semence, sans idées vénériennes, et qu'il a guérie par l'usage d'un bain avec le mars et le quinquina. Les remèdes, et entr'autres les eaux de Swalbac, et la douche d'eau froide sur le pubis et le périnée, n'eurent pas les mêmes succès chez un jeune homme qui s'était attiré ce mal par la masturbation. Il ajoute que le docteur Bongars, fameux praticien de Mascych, a guéri deux personnes attaquées d'une débilité des vésicules séminales, en leur faisant prendre trois fois par jour huit à dix gouttes de Laudanum liquide de Sydenham, dans une tasse de vin de Pontac, et en leur faisant boire une décoction de salsepareille. Stehelin remarque que, quoique l'opium soit un remède contraire aux indications, il a cependant été conseillé par Etmuller contre l'évacuation trop prompte qui dépend d'une semence trop spiritueuse. Qu'il me soit permis d'ajouter qu'en examinant attentivement le conseil de ce fameux praticien, en en comparant la nature du mal, dans certains cas, avec les effets de l'opium, on concevra aisément que ce remède peut quelquefois être utile, mais non pas dans le cas dans lequel il le conseille. Il distingue avec beaucoup de soin les différentes espèces d'écoulemens; il assigne les causes et le traitement de chaque espèce; et passant ensuite à l'éjaculation qui vient dès le commencement de l'érection, *nimis citam*, il en donne deux causes : 1. le relâchement des vésicules séminales : 2. une liqueur séminale trop bouillante, trop spiritueuse et trop abondante; c'est dans ce cas qu'il ordonne l'opium. Mais à quel titre! L'opium, dont la vertu aphrodisiaque est si bien démontrée, vertu qu'Etmuller lui-même indique, et dans son petit ouvrage sur ce remède, et dans l'endroit même où il donne ce conseil, ne peut qu'augmenter la cause de la maladie, et par-là même en aggraver les symptômes. Les cas où il est utile, c'est au contraire quand les humeurs sont crues, tenues, aqueuses, et les nerfs en même temps excessivement mobiles. L'on sait qu'il remédie à ces différens accidens, qu'il suspend l'irritabilité, et qu'il arrête toutes les évacuations, excepté la transpiration. Mais, on ne peut trop le dire, l'on doit être attentif à ne l'ordonner qu'à propos, sans quoi il deviendrait nuisible. Tralles, dans son excellent ouvrage sur ce remède, nous fournit une observation, et l'on en trouve de semblables ailleurs, qui doit nous obliger à beaucoup de circonspection. Un homme, dit-il, qui dès sa jeunesse avait eu du penchant aux pollutions, ce qui l'avait rendu extrêmement faible, ne prenait jamais de l'opium, soit pour modérer une toux, une diarrhée, ou dans quelque autre but, qu'il n'eût pendant la nuit, et à son grand dommage, des songes lascifs, accompagnés d'une émission spermatique. Qu'on me permette une réflexion qui se présente naturellement; c'est que l'erreur d'Etmuller prouve bien évidemment, 1. combien une théorie exacte a d'influence sur la pratique, qui, sans son secours, ne peut être que très-souvent fausse et erronée; 2. combien par-là même un homme, qui réunit l'un et l'autre, doit avoir d'avantage sur celui qui n'est guidé que par quelques observations, ou qui se livre à une théorie systématique; enfin, 3. combien la lecture des meilleurs auteurs de pratique, qui ont été dénués de cette théorie exacte, due à notre siècle, peut tromper ceux qui, en les lisant, ne peuvent avoir qu'une foi implicite, et qui ignorent ces principes qui doivent servir de pierre de touche pour discerner en médecine ce qui est de bon ou de mauvais aloi.

Je finirai par deux de mes observations; un plus grand nombre serait superflu.

Un jeune homme de vingt ans, qui avait eu le malheur de se polluer, était attaqué depuis deux mois d'un écoulement muqueux continuel, et de pollutions nocturnes, de temps en temps accompagnées d'un épuisement considérable; il avait de fréquens et violens maux d'estomac; il se sentait la poitrine extrêmement faible, et suait très aisément; je lui ordonnai l'opiat suivant.

R. Conditi rosar. rubr. unc. III. condit. anthos. cort. preuv. aa. unc. I. mastices dr. II. cath. dr. olei. cinnam. gtt. III. sirup. cort. aur. q. S. f. electuar. solid.

Il en prenait un quart d'once deux fois par jour. Au bout de trois semaines il se trouva bien à tous égards; et l'écoulement n'avait plus lieu qu'après les pollutions nocturnes, qui étaient beaucoup moins fréquentes : la continuation du même remède, pendant quinze jours, le remit tout-à-fait.

Deux époux étrangers, que je n'ai jamais connus, attaqués presque dans le même temps, et bien sûrs qu'il n'y avait point de virus, d'un écoulement accompagné de faiblesse et de douleurs tout le long de l'épine du dos, ne pouvaient accuser que des excès conjugaux; l'écoulement était beaucoup plus considérable chez le mari. Ils avaient essayés différens remèdes très-inutilement, et entr'autres des pilules mercurielles, qui avaient augmenté l'écoulement. Ils me firent consulter. Je leur ordonnai des bains froids, un vin de quinquina, d'acier et de fleurs de roses rouges. Ils prirent régulièrement le remède; c'était dans l'été de 1758; les pluies continuelles rendaient l'usage des bains de rivière très-difficile, la femme n'en prit que deux ou trois, le mari une douzaine; au bout de cinq semaines, ils me firent dire qu'ils étaient presque totalement rétablis. J'ordonnai la continuation jusqu'à parfaite guérison, qui ne tarda pas.

Ces succès heureux ne peuvent point servir à fonder un pronostic général et favorable; cette maladie est le plus souvent extrêmement rebelle; quelquefois même incurable. Je n'en donnerai qu'un seul exemple, mais démonstratif. Un des plus grands praticiens qu'il y ait aujourd'hui en Europe, et qui enrichit la médecine par des ouvrages tous excellens, est affligé, depuis plus de quinze ans, d'une gonorrhée simple, que tout son art, et celui de quelques autres médecins qu'il a consultés, n'ont pu dissiper; cette triste incommodité le consume peu-à-peu, et fait craindre de le perdre long-temps avant le terme auquel il serait à souhaiter qu'il parvînt, et auquel il pourrait parvenir dans le cours ordinaire des choses.

Il serait inutile de m'étendre davantage: j'ai tâché de ne rien omettre de ce qui peut ouvrir les yeux aux jeunes gens sur les horreurs de l'abîme qu'ils se préparent. J'ai indiqué les moyens les plus propres à rémedier aux maux qu'ils se sont attirés; je finis par réitérer ce que j'ai déjà dit dans le cours de cet ouvrage, que quelques cures heureuses ne servent pas à leur faire illusion; le mieux guéri recouvre difficilement sa première vigueur, et ne conserve une santé passable qu'à force de ménagement ; le nombre de ceux qui restent dans la langueur, est décuple de ceux qui guérissent, et quelques exemples de gens, ou qui n'avaient été que peu malades, ou chez lesquels un tempérament plus vigoureux a pu se relever plus aisément, ne doivent point être regardés comme faisant une règle générale.

— Non benè ripæ creditur ;
Ipse aries etiam nunc vellera siccat.

FIN.

TABLE

des

ARTICLES CONTENUS DANS CE VOLUME.

ARTICLE PREMIER.

LES SYMPTOMES.

ARTICLE SECOND.

LES CAUSES.

ARTICLE TROISIÈME.

LA CURATION.

ARTICLE QUATRIÈME.

MALADIES ANALOGUES.

FIN DE LA TABLE.

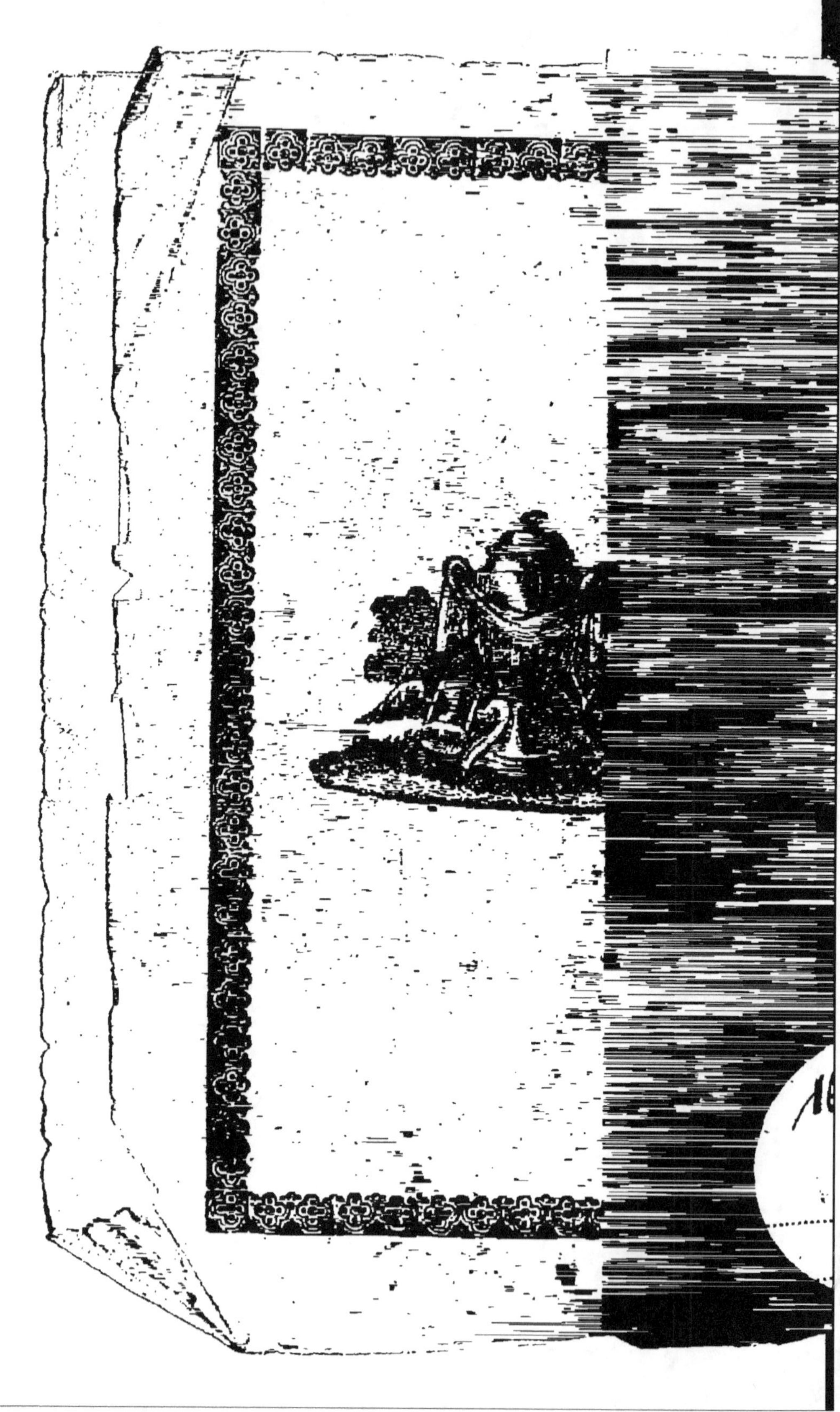

www.ingramcontent.com/pod-product-compliance
Lightning Source LLC
Chambersburg PA
CBHW070906030726
47504CB00005B/1483

* 9 7 8 2 0 1 9 9 9 1 6 1 6 *